Nashitha Shamsuddin
Evette Natasha

Ortodontia preventiva e interceptiva

Nashitha Shamsuddin
Evette Natasha

Ortodontia preventiva e interceptiva

ScienciaScripts

Imprint
Any brand names and product names mentioned in this book are subject to trademark, brand or patent protection and are trademarks or registered trademarks of their respective holders. The use of brand names, product names, common names, trade names, product descriptions etc. even without a particular marking in this work is in no way to be construed to mean that such names may be regarded as unrestricted in respect of trademark and brand protection legislation and could thus be used by anyone.

Cover image: www.ingimage.com

This book is a translation from the original published under ISBN 978-620-7-99811-1.

Publisher:
Sciencia Scripts
is a trademark of
Dodo Books Indian Ocean Ltd. and OmniScriptum S.R.L publishing group

120 High Road, East Finchley, London, N2 9ED, United Kingdom
Str. Armeneasca 28/1, office 1, Chisinau MD-2012, Republic of Moldova, Europe
Printed at: see last page
ISBN: 978-620-8-30426-3

Índice

1. INTRODUÇÃO

Um sorriso atrativo com uma boa apresentação dos dentes é importante para o bem-estar psicológico. Há uma série de objectivos que devem ser visados quando se considera a atratividade dentária, tais como a simetria, o alinhamento, a linha do sorriso, a forma da arcada dentária e o contorno gengival, bem como a qualidade e a morfologia do próprio tecido dentário. A gestão ortodôntica da dentição em desenvolvimento é importante para dar uma aparência estética ao indivíduo.[1] A ortodontia requer uma boa compreensão do crescimento facial e dentário e dos efeitos da orientação oclusal.

O tratamento das más oclusões em crianças sempre foi uma tarefa complexa. O início do tratamento ortodôntico em idade precoce é importante, pois permite a correção total ou parcial de muitas discrepâncias incipientes ou, pelo menos, uma redução da sua capacidade de agravamento.[2] O tratamento ortodôntico deve estar em relação com as ciências médicas, uma vez que afecta a aparência do indivíduo. Como diz a citação, é melhor prevenir do que remediar. Os sinais e sintomas devem ser notados em idades precoces, mas é importante tratar a causa.[3]

Um serviço ortodôntico ideal deve dedicar 10% à observação e prevenção, 20% aos procedimentos interceptativos e 25% à mecanoterapia corretiva parcial para proporcionar melhor estética ao paciente. [1] A fase da ortodontia preventiva oferece a melhor oportunidade de prestar serviços benéficos para a comunidade. A identificação de problemas futuros, que prejudicam a estética, é o passo crítico na ortodontia preventiva. A deteção precoce de um problema futuro poupa tempo e dinheiro ao paciente e também melhora a relação paciente-dentista. É essencial que se estabeleça uma boa comunicação entre o dentista e a criança e os pais na primeira consulta. Através da utilização de ilustrações e modelos, deve ficar claro para os pais que uma oclusão normal não "acontece" por acaso. Eles devem ser levados a compreender quantas coisas podem correr mal e devem apreciar a complexidade do desenvolvimento dentário. Durante a avaliação inicial de um doente, é importante ter uma impressão geral da forma facial e da postura da cabeça.[4] É provável que a forma facial da criança seja semelhante à de outros membros da família, pelo que uma avaliação dos irmãos e de ambos os pais será muito útil para determinar o provável padrão de crescimento da criança.

No passado, era prática comum os pacientes serem encaminhados para um ortodontista assim que a sua dentição secundária estivesse estabelecida. Esta prática permitia que muitos problemas de desenvolvimento se agravassem significativamente e, em última análise, fossem mais difíceis de corrigir. Em muitos casos, os problemas de desenvolvimento podem ser geridos à medida que a dentição se desenvolve e a intervenção precoce pode eliminar alguns dos problemas oclusais complexos que podem levar 24 meses ou mais a serem geridos com aparelhos ortodônticos.[5]

A atratividade facial tem impacto na forma como um indivíduo é visto pelos outros, e uma boa exibição de dentes bem alinhados é importante para o bem-estar psicológico. A linha do sorriso é importante; os bordos incisais dos incisivos superiores devem seguir o lábio inferior, com quase toda a coroa à mostra para dar um bom equilíbrio facial. Além disso, a arcada dentária deve ser larga, com os primeiros e talvez os segundos pré-molares à mostra. Não é possível prescrever ângulos ou medidas específicas para a estética facial, uma vez que somos todos diferentes, mas, em geral, uma boa estética facial é ditada pela simetria, harmonia e equilíbrio. A atratividade facial global depende da relação esquelética da maxila e da mandíbula, bem como do tónus e do movimento dos tecidos moles.[6] De uma perspetiva clínica, é importante lembrar que a posição dos dentes depende da posição dos maxilares no esqueleto facial, dos efeitos das forças dos tecidos moles da língua intra-oralmente e das bochechas e lábios extra-oralmente, e dos tamanhos relativos dos maxilares. Também é importante considerar as diferenças raciais e sexuais na posição da dentição.

Para conseguir a atratividade facial, a ortodontia preventiva e interceptiva são os procedimentos de intervenção precoce. [1] Os procedimentos ortodônticos preventivos são realizados quando a dentição e a oclusão são perfeitamente normais, enquanto os procedimentos interceptivos são realizados quando surgem os sinais e sintomas de uma má oclusão. Alguns dos procedimentos realizados em ortodontia preventiva também podem ser realizados em ortodontia interceptiva, mas os prazos são diferentes. Por exemplo, a extração de dentes supranumerários antes de provocarem a deslocação de outros dentes é um procedimento preventivo, enquanto a sua extração após o aparecimento de sinais de má oclusão é um procedimento intercetivo.[3] A premissa do tratamento intercetivo precoce é permitir que a dentição secundária se estabeleça numa posição estética com as unidades dentárias situadas dentro das arcadas dentárias. Questões como a discrepância esquelética são geridas no âmbito do potencial genético de cada paciente e a intervenção precoce deve ser decidida não só em função da gravidade da discrepância, mas também das necessidades estéticas e emocionais do paciente e das implicações da não realização do tratamento.[5]

Por estas razões, os médicos dentistas generalistas devem considerar a possibilidade de encaminhar precocemente para um especialista todos os pacientes que cumpram a orientação oclusal. A referenciação aos 7 anos de idade permite que quaisquer problemas em desenvolvimento sejam tratados de forma estratégica e planeada. Enquanto o paciente ainda está em fase de crescimento, existe a possibilidade de tratar os problemas ortodônticos com aparelhos ortodônticos para alterar o crescimento facial. No entanto, o problema na ortodontia clínica é que o crescimento facial continua desde o nascimento até o início da idade adulta e o padrão de crescimento não pode ser previsto com precisão. Conhecemos a taxa média e a direção do crescimento, mas estamos cientes das diferentes relações esqueléticas em três planos do espaço e das rotações de crescimento que levam a diferenças na forma facial da Classe II para a Classe III, ângulo alto e baixo e discrepâncias transversais. [4]

Também temos alguma compreensão do papel dos músculos faciais e da influência que os factores ambientais têm na dentição. No entanto, não podemos prever de forma fiável o momento do crescimento ou a quantidade final de crescimento para qualquer indivíduo até que este esteja quase no fim, mesmo que sejam utilizadas técnicas analíticas como a avaliação da coluna cervical e radiografias da mão/punho. Além disso, embora seja possível prever o equilíbrio dos tecidos moles entre a língua, os lábios e as bochechas e a forma como isso afecta a posição dos dentes e a forma da arcada dentária, não podemos quantificar estes últimos ao longo do tempo nem prever com precisão as influências que podem ter na arcada dentária. Também temos alguma compreensão do papel dos músculos faciais e da influência que os factores ambientais têm na dentição. [1]

Deve ser sempre feita uma história médica e dentária completa para destacar quaisquer factores que possam ter impacto no crescimento ou no tratamento da criança. O estado de crescimento físico da criança deve ser avaliado para determinar se as suas idades cronológica e de desenvolvimento são consistentes. Também é importante, numa avaliação ortodôntica, realizar um exame dentário completo para garantir que não há cáries ou doença periodontal, níveis adequados de gengiva aderida e nenhuma deiscência óssea que possa ter impacto nas escolhas de extração e no planeamento do tratamento. [1] Os índices de placa bacteriana são um bom indicador do estado de higiene oral do doente e a hipoplasia do esmalte deve ser observada, especialmente se forem considerados aparelhos fixos. A função da articulação temporomandibular (ATM) demonstrou ser independente do tratamento ortodôntico, mas ainda assim deve ser avaliada para excluir qualquer doença significativa. [6]

1.1 OBJECTIVOS DA ORTODONTIA PREVENTIVA E INTERCEPTIVA:

- Dentição permanente com todos os dentes bem alinhados e contactos anatomicamente compatíveis com um periodonto saudável
- Arcadas dentárias bem relacionadas nos 3 planos do espaço com uma intercuspidação óptima que é substancialmente idêntica tanto em oclusão cêntrica como em relação cêntrica.
- Dentição em harmonia com a estética na aparência frontal e de perfil.
- Estabilidade entre os componentes esqueléticos, dentários e musculares.[9]

1.2 INDICAÇÃO DE MÁ OCLUSÃO FUTURA

- Desvio do crescimento e desenvolvimento normais.

- Desarmonia entre as estruturas esqueléticas, musculares e dentárias, como nos hábitos orais.

- Perda prematura de dentes decíduos.
- Lesões cariosas extensas, especialmente envolvendo os lados proximais.[9]

1.3 ABORDAGEM DA ORTODONTIA PREVENTIVA E INTERCEPTIVA

A diferença entre prevenir e intercetar depende do momento em que o serviço é prestado. Uma criança deve ser vista pelo seu dentista logo a partir dos 2 anos e meio e deve incluir um exame clínico completo com registos de diagnóstico, como radiografias, modelos de estudo e fotografias. A partir dos 5 anos, a criança deve ser colocada num horário definido para obter registos longitudinais. Qualquer procedimento que tente evitar ataques ambientais indesejáveis ou qualquer coisa que altere o curso normal dos acontecimentos.

A ortodontia preventiva é a parte da prática ortodôntica que se ocupa da educação dos pacientes e dos pais, da supervisão do crescimento e do desenvolvimento da dentição e das estruturas craniofaciais. Os procedimentos de diagnóstico efectuados para prever o aparecimento de uma má oclusão e os procedimentos de tratamento instituídos para prevenir o aparecimento de uma má oclusão. Muitos dos procedimentos são comuns na ortodontia preventiva e interceptiva, mas os tempos são diferentes. Os procedimentos preventivos são realizados em antecipação ao desenvolvimento de um problema, enquanto os procedimentos interceptivos são realizados quando o problema já se manifestou. [6]

Os problemas ortodônticos nas crianças podem ser convenientemente divididos em problemas não esqueléticos e esqueléticos, que são tratados através da movimentação dentária e da modificação do crescimento. Este tratamento pode ter lugar na dentição decídua ou de transição e pode incluir o redireccionamento de dentes em erupção ectópica, o corte ou a extração de dentes decíduos, a correção de mordidas cruzadas dentárias isoladas ou a recuperação de pequenas perdas de espaço. [2]

Os pedodontistas estão numa posição vantajosa na identificação de uma má oclusão em desenvolvimento, reduzindo ou eliminando assim a necessidade de terapia corretiva numa fase posterior da vida adulta. A ortodontia preventiva e interceptiva são as duas fases da ortodontia que melhor se praticam numa fase de desenvolvimento.

2. ORTODONTIA PREVENTIVA

2.1 DEFINIÇÃO

A ortodontia preventiva é a parte da prática ortodôntica que diz respeito à educação do doente e dos pais, à supervisão do crescimento e do desenvolvimento da dentição e das estruturas craniofaciais, aos procedimentos de diagnóstico efectuados para prever o aparecimento de uma má oclusão e aos procedimentos de tratamento instituídos para prevenir o aparecimento de uma má oclusão. [7]Existem factores genéticos e ambientais que afectam o facto de uma criança ter ou vir a ter problemas ortodônticos. O objetivo de um pedodontista é identificar quais os problemas que se estão a desenvolver e conceber uma forma de os parar enquanto ainda é relativamente fácil.

A ortodontia preventiva, de acordo com Graber (1966), pode ser definida como a ação tomada para preservar a integridade do que parece ser a oclusão normal num determinado momento. [8]

Proffit e Ackerman (1980) definiram a Ortodontia Preventiva como a prevenção de potenciais interferências no desenvolvimento oclusal. [8]

Os procedimentos efectuados destinam-se a prevenir o desenvolvimento de quaisquer factores de risco que possam causar má oclusão. Por conseguinte, a ortodontia preventiva é efectuada antes do desenvolvimento da má oclusão real, prevenindo assim o desenvolvimento de má oclusão futura. Os ortodontistas especializam-se em tratamentos para prevenir ou reduzir a gravidade do desenvolvimento de más oclusões, mantendo a qualidade de uma estrutura oral em desenvolvimento saudável. Quando um problema é detectado mais cedo, o tratamento pode ser mais curto e menos dispendioso em comparação com desenvolvimentos futuros que não são tratados. A ortodontia interceptiva "é utilizada para reconhecer e eliminar potenciais irregularidades e malposições no complexo dentofacial em desenvolvimento".

A ortodontia preventiva e interceptiva é em grande parte desprovida de significado. Encoraja expectativas inadequadas em relação ao tratamento, implicando que, se o tratamento correto for feito numa idade precoce, não será necessário mais nenhum tratamento. O conceito atual é que a maioria das crianças, que tiveram tratamento ortodôntico nos anos da pré-adolescência, irá necessitar de uma segunda fase de tratamento após a erupção dos dentes permanentes. Apesar disso, o tratamento na dentição mista ou na dentição decídua pode ser muito útil.

2.2 MEIOS AUXILIARES DE DIAGNÓSTICO EM ORTODONTIA PREVENTIVA

A. Papel das Radiografias na Ortodontia Preventiva:

O ortopantograma (OPG) e as radiografias oclusais anteriores são as radiografias de eleição para um exame ortodôntico e permitem avaliar a presença de dentes, a sua posição, o grau de apinhamento e qualquer patologia óssea, bem como a qualidade básica da dentição e das restaurações. A avaliação precoce é importante, pois muitas vezes os dentes posicionados ectopicamente ou a hipodontia podem ser tratados através da extração precoce dos dentes decíduos.

A posição dos caninos superiores é particularmente imprevisível e pode ser identificada em três planos de espaço, utilizando a paralaxe vertical com OPG e radiografias oclusais anteriores superiores. É utilizada na deteção de dentes perdidos congénitos, dentes supranumerários, apinhamento, desvio no padrão eruptivo e restaurador e deteção de cáries.[10]

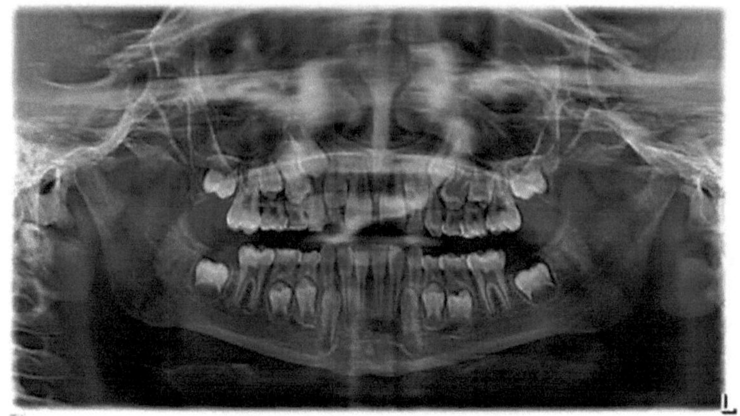

Figura l- O ortopantograma (OPG)

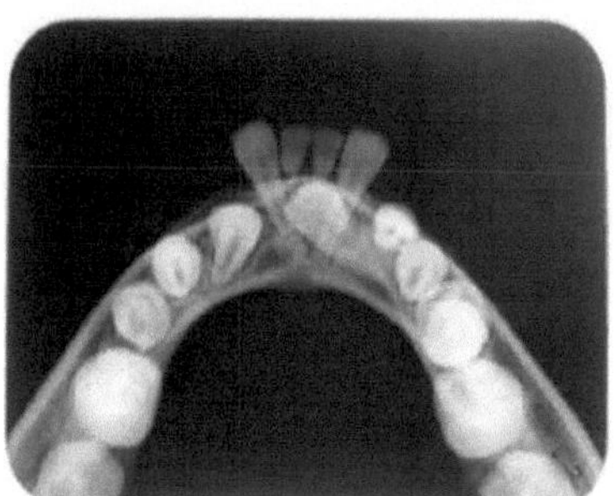

Figura 2 - Radiografia oclusal

B. Papel dos modelos de estudo:

A obtenção de modelos de estudo é uma forma inestimável de visualizar toda a oclusão, permitindo a avaliação das relações dentárias e uma avaliação do apinhamento dentro das arcadas, bem como da inclinação dentária e sobremordida. A análise simples do espaço pode ser efectuada medindo as larguras mesio-distais individuais de cada dente, de segundo pré-molar a segundo pré-molar, e os segmentos da arcada, da mesial do primeiro molar à mesial do primeiro pré-molar e do bordo distal do canino ao bordo mesial do incisivo central. Subtraindo um do outro, pode-se fazer uma avaliação da discrepância dente/arco. A única grande dificuldade com os modelos de estudo é o facto de ser necessário tirar impressões para os produzir. Muitos pacientes mais jovens acham isto muito desagradável e para eles a fotografia digital ou mesmo a digitalização digital pode ser uma melhor forma de registar a posição dentária. Utilizados como registos permanentes, para medir o comprimento e a largura da arcada, para estimar a adequação do espaço, para estudar as alterações de crescimento através de modelos de estudo em série.[11]

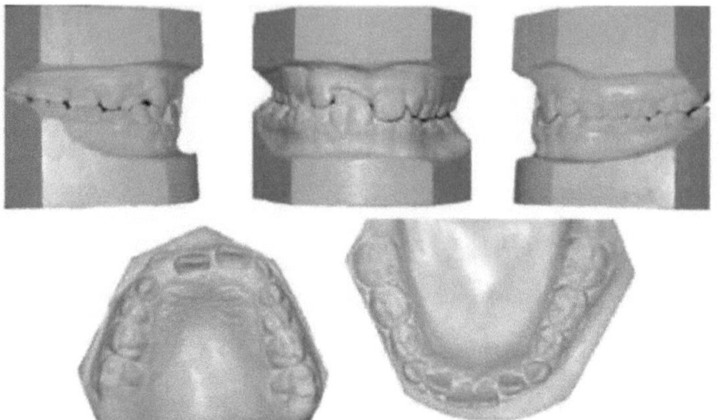

Figura 3-Modelos de estudo

B. Papel das fotografias:

As fotografias são uma ferramenta inestimável para a avaliação das alterações em ortodontia. Devem ser tiradas para fornecer registos de início e fim e ser usadas como referência para o crescimento e progresso do tratamento. As vistas extra-orais devem ser tiradas com o paciente relaxado e sorrindo para identificar a quantidade de exposição dentária e qualquer morfologia labial anormal. Com o avanço da fotografia digital, esta tornou-se o registo clínico de eleição. A fotografia é uma parte muito importante da comunicação ortodôntica e é frequentemente muito útil na educação do paciente. As fotografias podem ser usadas para motivar o paciente e para demonstrar as mudanças no tratamento. As fotografias também podem registar quaisquer questões que possam levar a conflitos, tais como hipoplasia do esmalte e manchas brancas que estavam presentes antes do tratamento. Como é comum os doentes transferirem os seus cuidados se mudarem de casa ou de país, a transferência eletrónica de informações é fácil e eficaz com a fotografia digital.[12]

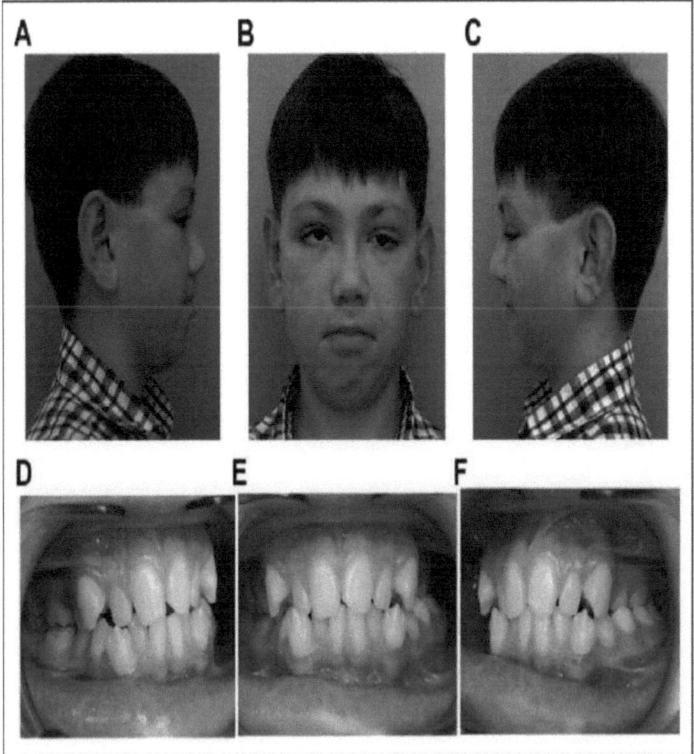

Figura 4 - Fotografias faciais

2.3 PROCEDIMENTOS EFECTUADOS EM ORTODONTIA PREVENTIVA

- Educação dos pais
- Controlo de cáries
- Cuidados com a dentição decídua
- Extração de dentes supranumerários
- Equilíbrio oclusal
- Manutenção do calendário de queda de dentes por quadrante
- Tratamento do dente anquilosado
- Tratamento de anexos frenais anormais
- Verificar os hábitos orais
- Prevenção de danos na oclusão, por exemplo, aparelhos de Milwaukee
- Tratamento do primeiro molar permanente profundamente bloqueado
- Manutenção do espaço

3. EDUCAÇÃO DOS PAIS

O conhecimento da medicina dentária preventiva para os pais, especialmente para as mães, deve começar idealmente durante o período pré-natal, uma vez que é nesta altura que são mais encorajadas a pensar no bem-estar do feto, e deve continuar até, pelo menos, aos 6 anos de idade, após o que o foco passa a ser a educação dentária da criança.[13]

3.1 Educação pré-natal:

A futura mãe deve ser educada em questões como a nutrição para proporcionar um ambiente ideal para o feto em desenvolvimento. A importância da manutenção da higiene oral pela mãe é importante, uma vez que estudos recentes indicaram uma possível correlação entre a má higiene oral das mães e os partos prematuros. Se a gravidez pode afetar a saúde oral, a saúde oral também pode afetar a gravidez. A investigação continua a mostrar correlações entre a doença periodontal e resultados adversos na gravidez, incluindo partos pré-termo, bebés com peso inferior ao normal e pré-eclampsia. Ainda não se sabe exatamente como é que a doença periodontal influencia os resultados da gravidez, mas foram avançadas diferentes hipóteses. A primeira hipótese de Wellinghausen baseia-se na disseminação de bactérias orais através da circulação sistémica para o líquido amniótico, atravessando a placenta e causando infecções corioamnióticas. A análise do líquido amniótico mostra a presença de agentes patogénicos periodontais como Eikenella, F. nucleatum e P. gingivalis, que causariam uma resposta inflamatória uterina que induziria o parto pré-termo. Um caso relatado de um nado-morto causado por F. nucleatum da boca da mãe realça o facto de um agente patogénico periodontal oral poder passar através da corrente sanguínea e colonizar a placenta e causar complicações fetais.[14] A segunda teoria proposta está relacionada com a produção de citocinas (PGE-2, TNF-a, IL-6, IL-1b) segregadas devido à inflamação periodontal; o processo inflamatório e os mediadores são responsáveis pelo nascimento pré-termo. O trabalho de parto, de facto, é induzido pela contração dos músculos lisos uterinos, onde a PGE-2 desempenha um papel importante.[13] A terceira hipótese diz respeito à sinergia entre a resposta imunitária e a resposta inflamatória. Esta aumenta o risco de parto pré-termo. O polimorfismo do gene que codifica as citocinas pró-inflamatórias como o TNF-a, a IL-1b, a IL-6 e a reação hiper-inflamatória resultante podem ter como consequência o parto pré-termo. Deve ser sublinhado que, neste caso, a predisposição genética desempenha um papel importante. A saúde oral da mãe durante e à volta da gravidez também está correlacionada com a futura saúde oral do seu filho. É sabido que o Streptococcus Mutans é um dos principais microrganismos patogénicos envolvidos na cárie dentária. Quando a mãe tem uma higiene oral deficiente, a concentração de Streptococcus Mutans é mais elevada. Nestes casos, a bactéria pode ser transmitida de mãe para filho através da utilização dos mesmos talheres ou da chupeta em contacto com a saliva da mãe. As bactérias das mães na boca das crianças aumentam a probabilidade de desenvolvimento de cáries dentárias nos bebés, denominadas Cáries Precoces da Infância (Early Childhood Caries -ECC). Um higienista dentário deve procurar a acumulação de placa bacteriana e a presença de um estado inflamatório gengival (sangramento à sondagem). Após a avaliação do estado periodontal, devem ser implementadas medidas específicas, se necessário. A mãe deve ser aconselhada a consumir alimentos naturais que contenham cálcio e fósforo, por exemplo, leite, produtos lácteos, ovos, etc., especialmente durante o terceiro trimestre, uma vez que estes alimentos permitem a formação adequada dos dentes.[15]

<table>
<tr><th>Gestational age</th><th>Radiographs</th><th>Analgesics</th><th>Local anaesthesia</th><th>Relative analgesia with oxygen and nitrous oxide</th><th>Antibiotics</th></tr>
<tr><td></td><td>Radiographs with thyroid collar and abdominal apron are highly beneficial and could be taken during pregnancy with no additional fetal or maternal risk</td><td>Paracetamol

Paracetamol+ codeine

Codeine

Meperidine

Morphine

Aspirin-shorter duration avoid during first and third trimesters, avoid if breast feeding

Ibuprofen- shorter duration avoid during first and third trimesters, donot use for 48-72 hours, compatible if breast feeding</td><td>Lidocaine with epinephrine 2%-no restriction in pregnancy

Mepivacaine 3% and Articaine 3%- only to be used when benefits outweigh the possible fetal risks</td><td>Nitrous oxide can be used in baseline when anesthetics are inadequate. Pregnant women require lower concentration of nitrous oxide for relative analgesia</td><td>Amoxicillin avoid clavulanic acid

Cephalosporins

Clindamycin

Erythromycin (no estolate)

Quinolones- avoid during pregnancy and lactation due to developing cartilage in animals</td></tr>
<tr><td>First trimester</td><td colspan="4">It is advisable to wait till second trimester for performing elective dental treatment, due to risk of miscarriages</td><td>Avoid- tetracycline, metronidazole, erythromycin estolate</td></tr>
<tr><td>Second trimester</td><td colspan="4"></td><td>Avoid- tetracycline, erythromycin estolate</td></tr>
<tr><td>Third trimester</td><td>Don't prescribe NSAIDS</td><td colspan="4">Avoid-tetracycline, sulphonamides, erythromycin estolate</td></tr>
</table>

3.2 Educação pós-natal

É mais específico da idade e pode ser dividido em quatro tipos:

1. Do nascimento até um ano de idade: -Este é o período mais importante do aconselhamento.

- **Amamentação** - No que diz respeito à saúde oral, alguns estudos recentes referem que a amamentação durante os primeiros 6 meses reduz o risco de desenvolvimento de más oclusões, como mordidas abertas, mordidas cruzadas e sobremordidas, ao contrário do que acontece com as crianças que foram amamentadas durante um período mais curto ou não foram amamentadas de todo. É importante que o profissional de saúde oral informe as mães sobre o risco de cáries desde o aparecimento do primeiro dente, uma vez que o leite materno, tal como o leite artificial, contém açúcar. Um litro de leite materno contém 70 gramas de lactose, que consiste em glucose e galactose, açúcares que aumentam o risco de cáries. Os pais devem limpar regularmente a boca do bebé todas as noites, a partir do nascimento, para remover os resíduos de leite e para ajudar o bebé a aprender a escovar os dentes e a habituar-se à escovagem quando crescer. As mães e os pais podem utilizar uma compressa de gaze limpa e húmida. Uma investigação recente, efectuada em vários países, mostra que a amamentação prolongada aumenta o risco de desenvolver cáries dentárias precoces. De facto, se a amamentação a pedido, especialmente durante a noite, não for seguida de uma higiene oral correta, podem ocorrer múltiplas cáries dentárias. Esta doença oral é conhecida como Cárie Precoce da Infância (CPI) e pode causar dificuldades em dormir, comer ou falar e pode ser um obstáculo ao crescimento e desenvolvimento das crianças. Estudos relataram que as crianças que sofrem de cáries dentárias cavitadas têm um peso e uma altura inferiores, em comparação com indivíduos sem cáries.[14]

Deve ser evitada a alimentação a biberão com exposições elevadas ao açúcar:

Caso a criança esteja a ser alimentada com biberão, a mãe é aconselhada a utilizar a tetina fisiológica e não a tetina convencional. A tetina fisiológica foi concebida para permitir a sucção do leite, o que se assemelha mais ou menos à atividade funcional normal da amamentação. Embora o leite materno seja o preferido, algumas mães não podem amamentar os seus bebés por várias razões, tais como a falta de leite materno, a utilização de medicamentos que não são compatíveis com a amamentação (quimioterapia, medicamentos anti-retrovirais, iodo radioativo ou alguns sedativos), doenças infecciosas ou dependência de substâncias. Uma análise chilena afirma que a utilização de fórmulas e biberões para bebés pode aumentar o risco de doenças orais, como a respiração bucal, a má oclusão, a alteração da mordida e a cárie dentária. Além disso, a microbiota intestinal, a oxigenação e a termorregulação dos bebés são afectadas negativamente pelo seu uso. Além disso, um artigo italiano publicado em 2014 afirma que os bebés alimentados com fórmulas apresentam uma evolução diferente da composição corporal durante os primeiros 4 meses de vida, em comparação com os bebés amamentados, com maior teor de massa isenta de gordura. Investigações recentes demonstram que a utilização de sacarose e glucose, que é mais doce do que a lactose (o açúcar presente no leite materno), nas fórmulas para lactentes, realça a importância de novas investigações sobre este tema devido à importância deste período inicial no crescimento e no futuro risco metabólico e de obesidade. É evidente que os cuidados de saúde oral devem ser mais intensos nestas famílias e que o dentista deve sublinhar a importância dos cuidados orais diários. [15]

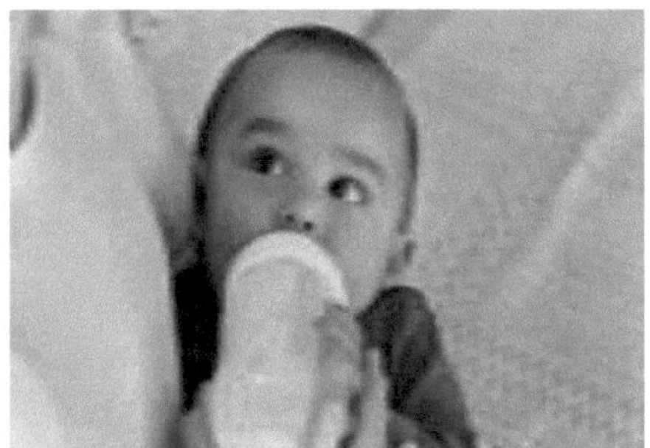

Figura 5-Alimentação do frasco

	Tips for parents
0-6 months	• Choose an anatomic silicone pacifier • Never dip pacifier in sugar or honey • Use pacifier as little as possible • Wipe the baby's gum with clean, moist gauze pad or wash clothes after every breast feeding • Take care of oral hygiene in order to not transmit bacteria through saliva to the baby
6-12 months baby's teeth eruption	• Start weaning after the 6th month • Promote heathy nutrition for the baby,no candies or snacks • Discourage soft drinks use • Don't give baby-bottles with milk or sugared drinks,especially before night • Be aware that both mothers milk and baby formulas contain sugar.Attention to risk of caries • When the baby is 12 months,encourage them to drink from cup and not from bottles • Start brushing as soon as the first tooth appears • Brush babys teeth after every meal or breastfeed
	• Use toothpaste with 500 ppm of fluoride • Choose anatomic rubber pacifier • Discourage thumb sucking • Parents use their own cutlery and the babies theirs • When first tooth appears,visit pediatric dentist

2. Um a três anos de idade:

- Importância do desmame - A capacidade de sentir sabores começa durante a vida fetal. A preferência pelo sabor doce já está desenvolvida no feto e o recém-nascido é capaz de reconhecer precocemente os sabores doces. Se a futura mãe tiver uma dieta variada durante a gravidez, o bebé receberá uma estimulação gustativa variada que promove uma curiosidade saudável sobre os alimentos. Depois, quando o bebé nasce, novos sabores chegam através da amamentação, o que altera o gosto em relação ao que a mãe come. Os pais que se alimentam de forma saudável estão a fazer bem a si próprios e, além disso, podem ser um bom exemplo para os seus filhos. É de salientar que o consumo frequente de bebidas ou alimentos açucarados durante a gravidez aumenta a preferência inata do bebé pelo sabor doce, enquanto que, após o desmame, a oferta de uma grande variedade de frutas e legumes pode torná-los apelativos para a criança. A recomendação é evitar o sal nos primeiros anos e restringir a sua utilização quando a criança for mais velha; de facto, uma grande quantidade de sal está associada a doenças cardiovasculares como a hipertensão.

A alimentação a biberão deve ser completamente abandonada entre os 18 e os 24 meses de idade:

O excesso de peso, a obesidade e as cáries precoces da infância (CPE) são doenças evitáveis que afectam os bebés e as crianças pequenas, com uma prevalência aumentada nas crianças alimentadas com leite artificial. A investigação anterior centrou-se em resultados distintos para a saúde oral e o aumento de peso saudável. No entanto, a etiologia pode estar relacionada com a sobreposição de comportamentos alimentares obesogénicos e cariogénicos, tais como o aumento da exposição ao açúcar através do uso de biberões e da sobrealimentação. As melhores práticas de alimentação a biberão e a transição para o uso de copos podem reduzir simultaneamente o excesso de peso, a obesidade e o CEC.[14]

- A escovagem deve ser iniciada duas vezes por dia:

Os pais devem ser ensinados sobre o método correto de escovagem dos dentes, uma vez que nesta idade têm de escovar os dentes dos seus filhos. Os pais precisam de saber que têm de escovar os dentes dos seus filhos duas vezes por dia, logo que o primeiro dente surja. A quantidade de pasta de dentes com flúor a utilizar não deve ser superior ao tamanho de um grão de arroz quando o bebé ainda não tem dentes; depois, sugere-se que a quantidade de pasta de dentes seja aumentada para o tamanho de uma ervilha quando os dentes nascerem.[13]

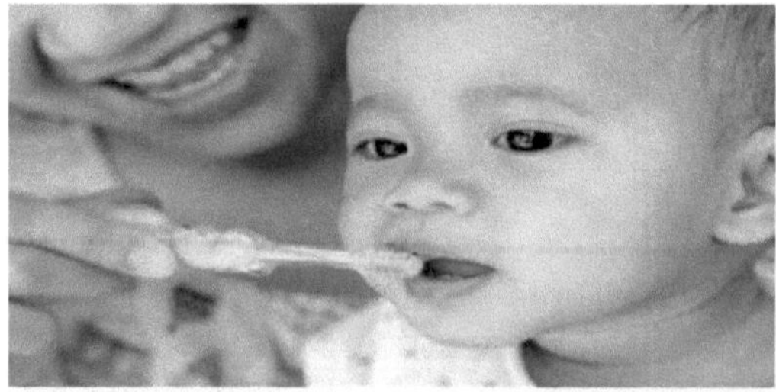

Figura 6- A escovagem deve ser iniciada duas vezes por dia

3. Três a seis anos de idade:

Os pais devem ser informados sobre os efeitos dos hábitos orais no desenvolvimento da oclusão - A prevalência dos hábitos orais varia entre as diferentes sociedades. A extensão destes efeitos varia de caso para caso, dependendo de um vasto leque de variáveis, incluindo o hábito atual utilizado, a duração e intensidade do hábito e a relação dentária e esquelética inerente. Algumas das sequelas negativas associadas a hábitos prolongados como a sucção do polegar e o impulso da língua incluem uma maior incidência de mordida aberta anterior, protrusão dos incisivos superiores, relação de caninos de classe II, relação de molares do degrau distal, mordidas cruzadas posteriores e incompetência labial. Os hábitos orais são factores ambientais importantes que podem levar à má oclusão dentária. A gravidade da má oclusão correlacionada com os hábitos orais depende da frequência, duração e intensidade do hábito. Estes hábitos perturbam o equilíbrio muscular e o crescimento ósseo, produzindo alterações na arcada dentária e nas caraterísticas oclusais. As implicações em termos de custos, tempo e recursos do tratamento das más oclusões causadas por hábitos orais prolongados são significativas para muitos pacientes, especialmente para aqueles que não têm condições financeiras para pagar esses cuidados. Os hábitos orais devem ser diagnosticados nas fases iniciais, caso contrário, progredirão para problemas muito complexos que desafiam a sua correção numa fase posterior. Por vezes, em casos graves, é mesmo necessária uma cirurgia ortognática para corrigir a posição do maxilar alterada por esses hábitos. Assim, estes hábitos requerem uma atenção adequada para prestar cuidados essenciais aos pacientes infantis. Assim, o estudo será efectuado para determinar a prevalência de hábitos orais deletérios entre as crianças.

4. A partir dos seis anos de idade: - Os pais devem ser informados sobre o início da esfoliação dos dentes decíduos e o padrão eruptivo dos dentes permanentes.[13]

Tooth	Eruption	Root completion
Permanent dentition		
Maxillary central incisor	7–8 years	10 years
Maxillary lateral incisor	8–9 years	11 years
Maxillary canine	11–12 years	13–15 years
Maxillary first premolar	10–11 years	12–13 years
Maxillary second premolar	10–12 years	12–14 years
Maxillary first molar	6–7 years	9–10 years
Maxillary second molar	12–13 years	14–16 years
Maxillary third molar	17–21 years	18–25 years
Mandibular central incisor	6 years	9 years
Mandibular lateral incisor	7–8 years	10 years
Mandibular canine	9–10 years	12–14 years
Mandibular first premolar	10–12 years	12–13 years
Mandibular second premolar	11–12 years	13–14 years
Mandibular first molar	6–7 years	9–10 years
Mandibular second molar	11–13 years	14–15 years
Mandibular third molar	17–21 years	18–25 years

- A importância da saúde oral nos primeiros anos de vida está bem documentada e é defendida por profissionais e académicos de todo o mundo. É importante salientar que as influências e os resultados da saúde oral na primeira infância são considerados essenciais para determinar as trajectórias da saúde oral ao longo da vida e podem ter impacto na saúde oral e na ocorrência de doenças na idade adulta. Especificamente, sabe-se que a cárie precoce da infância, a doença crónica mais comum da infância, afecta desproporcionadamente partes vulneráveis da população e confere impactos substanciais às crianças, famílias e sistemas de saúde. A lista de possíveis sequelas da cárie precoce da infância é longa e inclui consequências dentárias e médicas, dor, diminuição da qualidade de vida, perda de tempo (crianças da escola e cuidadores do trabalho ou de outras actividades), aumento das despesas, entre outras. Em caso de extração de dentes decíduos devido a cáries, etc., deve ser explicada a necessidade, as vantagens e a importância dos mantenedores de espaço

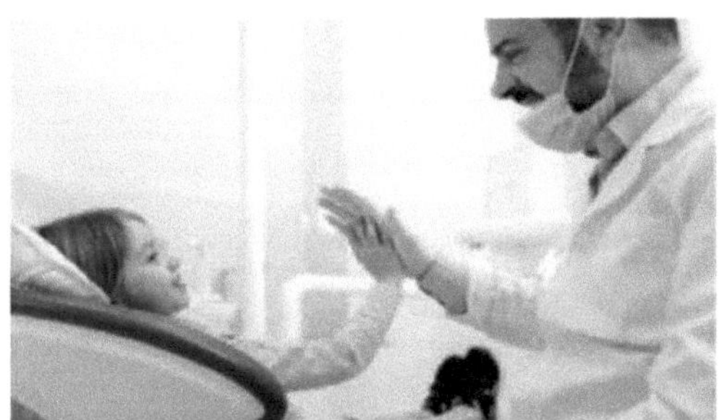

Figura 7- A criança deve ser levada ao dentista

4. CONTROLO DAS CÁRIES:

- As cáries que envolvem a superfície proximal dos dentes decíduos, se não forem restauradas o mais cedo possível, podem levar à perda de comprimento da arcada devido à deslocação dos dentes adjacentes para esse espaço.[16]

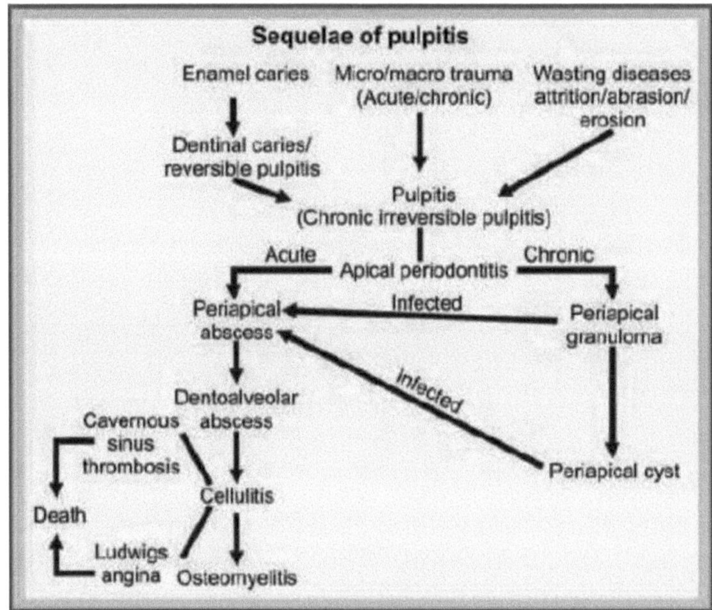

Figura 8 - Sequelas de pulpite

A ferramenta mais eficaz na deteção de cáries proximais é a radiografia Bitewing. Uma vez detectada, os dentes afectados devem ser restaurados imediatamente para a sua dimensão mesiodistal adequada, de modo a evitar a perda de comprimento da arcada.

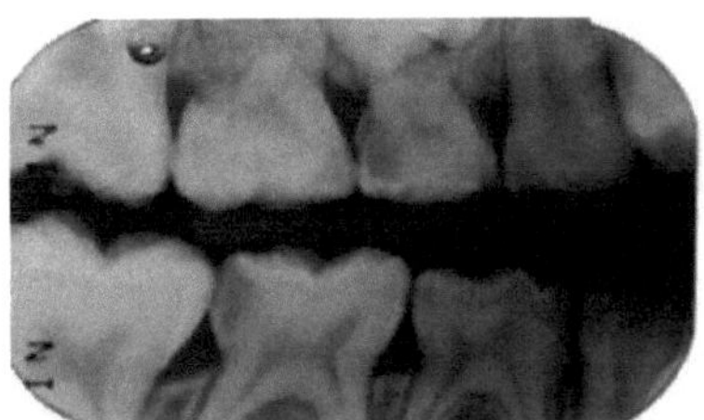

Figura 9 - Radiografia de bitewing

O início da cárie também pode ser prevenido através de aconselhamento dietético, aplicação tópica de flúor e selantes de fossas e fissuras[17]

4.1 Higiene oral:

Uma vez que a cárie dentária não progride sem as bactérias presentes na placa dentária, a remoção diária da placa através da escovagem, do uso do fio dental e do enxaguamento é uma das melhores formas de prevenir a cárie dentária e a doença periodontal. Os métodos corretos de escovagem e de utilização do fio dental podem ser ensinados no consultório dentário durante os check-ups de rotina.

4.2 Aplicação de flúor:

O flúor previne as cáries dentárias inibindo a desmineralização das estruturas cristalinas no interior do dente e aumentando a remineralização. A superfície remineralizada é resistente ao ataque ácido. Para além disso, o flúor inibe as enzimas bacterianas. Os métodos de aplicação de flúor incluem fluoretação da água, pasta de dentes com flúor, enxaguamento bucal com flúor, suplementos dietéticos de flúor e compostos de flúor aplicados profissionalmente, como géis e vernizes.

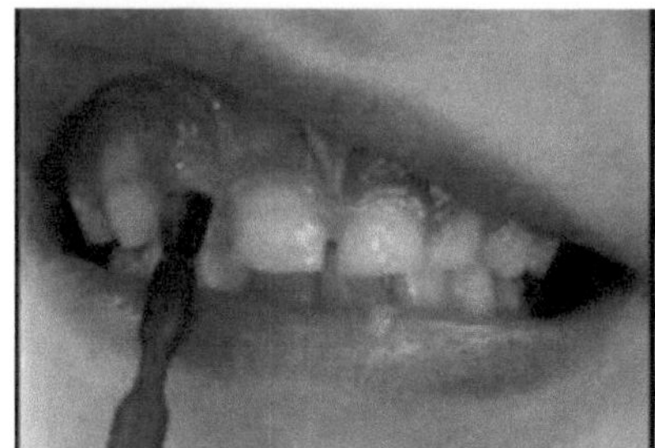

Figura 10- Aplicação de fluoreto

4.3 Selantes de fossas e fissuras:

A maioria das cáries dentárias em crianças pequenas ocorre em fossas e fissuras. As fossas e fissuras são mais susceptíveis à cárie dentária porque a anatomia favorece a acumulação de placa; estas áreas são frequentemente demasiado estreitas para que quaisquer medidas de higiene oral sejam eficazes. Ao preencher estas irregularidades com material de restauração fluido, a área torna-se menos suscetível do ponto de vista morfológico. Isto é especialmente recomendado em pacientes jovens com dentes em erupção e adultos com um elevado índice de cárie.

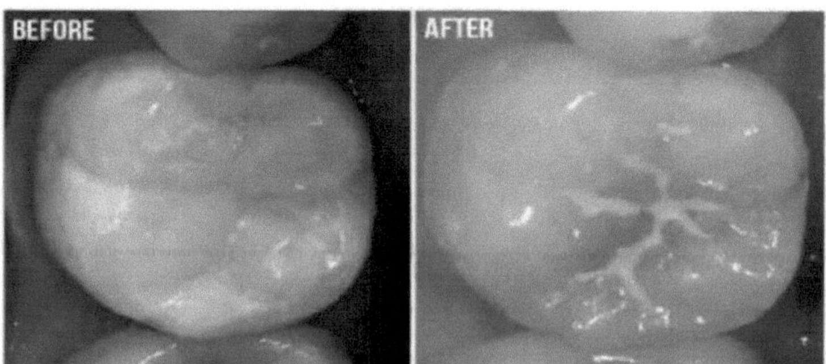

Figura 11 - Selante de fossas e fissuras

4.4 Xilitol:

A sacarose é uma causa bem conhecida de cáries dentárias, e uma maior ingestão de sacarose aumenta o risco de cáries dentárias. No entanto, é impossível eliminar o açúcar da dieta moderna. Por isso, foram desenvolvidos substitutos do açúcar para reduzir os riscos de cárie. O xilitol é um desses substitutos do açúcar. O xilitol tem um sabor doce comparável ao do açúcar e não é apenas não-cariogénico, mas também anti-cariogénico. Impede que as moléculas de sacarose se liguem aos estreptococos Mutans (MS), bloqueando assim o seu metabolismo. Reduz igualmente a capacidade de adesão e o número de MS. A anti-cariogenicidade do xilitol é mais afetada pela frequência de ingestão do que pela quantidade consumida.

4.5 Vacina:

Como a cárie dentária é uma doença microbiológica infecciosa, tem havido tentativas de desenvolver uma vacina. Algumas vacinas contra a esclerose múltipla sob a forma de proteínas, péptidos recombinantes ou sintéticos, ou conjugados proteína-carbohidrato, bem como as baseadas no ADN, foram bem sucedidas experimentalmente, e pode ser realizada uma intervenção imunitária bloqueando os receptores necessários para a colonização da esclerose múltipla ou inactivando as glucosil transferases. No entanto, nenhuma destas vacinas apareceu no mercado até agora devido à dificuldade em induzir e manter níveis elevados de anticorpos em fluidos orais; a investigação ainda está em curso para aplicações clínicas.

4.6 O papel do prestador de cuidados primários nas crianças:

Uma vez que a cárie dentária é uma doença infecciosa, o principal prestador de cuidados a bebés (mais frequentemente a mãe) pode transmitir microrganismos causadores de cárie a uma criança, resultando na colonização de Streptococcus mutante na cavidade oral do bebé. De facto, existe uma relação direta entre os níveis de Streptococcus mutante nos pais e nos seus filhos. Por conseguinte, os esforços para reduzir o nível de Streptococcus mutante nos pais, incluindo a manutenção da higiene oral e a realização de tratamento dentário quando necessário, também são importantes para a prevenção de cáries dentárias em crianças pequenas.

5. CUIDADOS A TER COM OS DENTES DECÍDUOS

Devem ser feitos todos os esforços para evitar a perda precoce da dentição decídua através da prevenção da cárie e da restauração atempada dos dentes cariados. Procedimentos preventivos simples, como a aplicação correta e atempada de flúor tópico ou a aplicação de selante de fossas e fissuras, ajudam a prevenir as cáries. [11]

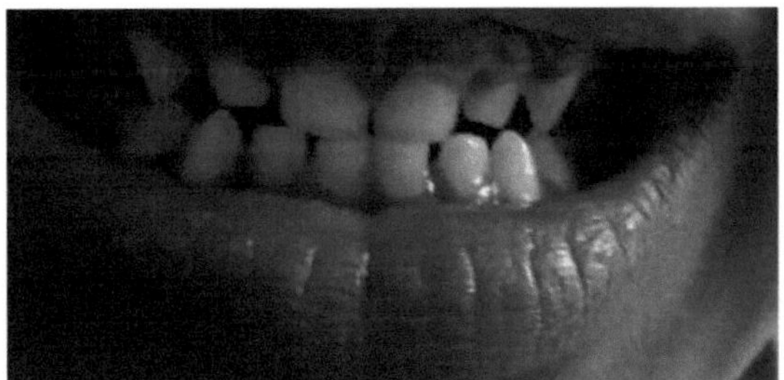

Figura 12-Dente decíduo

- Os dentes decíduos são os bens mais valiosos de uma criança. Nas crianças, os dentes de leite/dentes primários desempenham um papel vital na alimentação, fonética, estética e também como mantenedores de espaço para os dentes permanentes. Muitas vezes, os problemas nos dentes de leite, sob a forma de dor e inchaço, podem causar angústia à criança, levando à incapacidade de mastigar ou falar corretamente ou até mesmo afetar a aparência da criança. O ambiente dentário das crianças pequenas é complexo, uma vez que os conhecimentos, atitudes e crenças dos pais afectam a saúde oral da criança. Uma vez que os pais são os principais responsáveis pelos cuidados dos seus filhos, devem ter conhecimentos sobre os dentes decíduos, a sua saúde e os cuidados a ter, de modo a criar confiança nos seus filhos. Sarnat et al referiram que, na idade de 5-6 anos, quanto mais positiva for a atitude da mãe em relação à saúde dentária, melhor será a higiene oral da criança. Por conseguinte, é importante examinar as atitudes e também os conhecimentos dos pais, uma vez que estes podem afetar o seu comportamento em relação à saúde oral dos seus filhos. [19] Os dentes decíduos, por si só, actuam como os melhores mantenedores de espaço naturais, que não só mantêm o espaço para os dentes permanentes que os sucedem, como também guiam estes últimos para a sua posição correta nas arcadas dentárias.

Consequências da perda prematura de dentes decíduos-

- Migração de dentes adjacentes para o espaço criado
- Não erupção ou alteração do trajeto de erupção de um dente sucessivo
- Pode desenvolver-se a projeção da língua
- Fonação dificultada em caso de perda de dentes anteriores
- Aspeto inestético quando há perda de um dente anterior, o que provoca um efeito psicológico na criança [19,20]

6. EXTRACÇÃO DE DENTES SUPRANUMERÁRIOS

As anomalias dentárias nas dentições decídua e permanente podem variar desde alterações na morfologia dos dentes até variações no número de dentes. Os dentes supranumerários são uma anomalia dentária numérica de desenvolvimento com pelo menos um dente ou uma estrutura odontogénica para além do complemento normal. Pode ser encontrada em qualquer região da arcada dentária em ambas as dentições. Os dentes supranumerários são uma entidade adicional à série normal e podem ser observados em qualquer região da arcada dentária, com prevalência relatada entre 0,3 e 0,8% na dentição decídua e 0,1-3,8% na dentição permanente, com maior predileção pelo sexo masculino e pela região anterior. [21] Algumas das complicações ortodônticas causadas pelos dentes supranumerários incluem atraso na erupção, erupção ectópica, apinhamento, fechamento incompleto do espaço durante o tratamento ortodôntico e reabsorção radicular dos dentes adjacentes. Os tipos mais comuns de dentes supranumerários são os mesiodens, que são encontrados na área da linha média da maxila.[22] Os dentes supranumerários referem-se a uma dentição que tem um ou mais dentes extra normais ou anormais. Esses dentes têm sido referidos como hiperdontia, suplementar, extra, uma terceira dentição, superdentição, aberrante, conoidal, paramolares, distomolares, mesiodens e polifodontismo. [21]

Alguns estudos de caso e relatórios documentam diferentes opiniões e conceitos para o tratamento de dentes supranumerários. Não existe evidência suficiente na literatura publicada que indique a idade exacta para a remoção dos dentes supranumerários. As ideias conflitantes sobre o tipo e o momento do tratamento ainda persistem. Aqueles que defendem a remoção imediata dos dentes supranumerários argumentam que isso evitaria a perda de espaço ao induzir a erupção natural do dente não irrompido e também evitaria um deslocamento da linha média, evitando, portanto, tratamentos ortodônticos e cirúrgicos extensos. Assim, os dentes supranumerários devem ser identificados e extraídos antes que causem qualquer uma dessas complicações.[23]

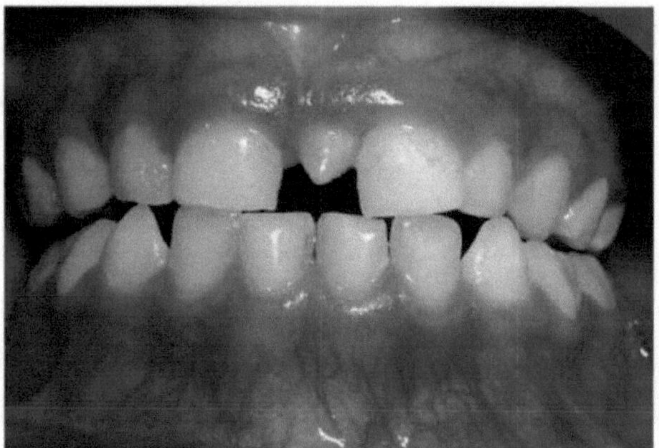

Figura 13 - Dente supranumerário

7. EQUILÍBRIO OCLUSAL

O equilíbrio oclusal pode ser realizado não só na fase preventiva, mas também na fase interceptiva, bem como durante o tratamento ortodôntico corretivo. É a remodelação sistemática da anatomia oclusal dos dentes para minimizar ou eliminar o papel das interferências oclusais nas posições mandibulares determinadas reflexivamente. O equilíbrio oclusal é mais acentuado durante o crescimento ativo. O complexo neuromuscular mandibular tem uma forte capacidade adaptativa que permite o funcionamento e a proteção do sistema mastigatório (Dawson, 1989, 2006). [24] Os contactos oclusais deflectivos induzem um estado de irritação no sistema neuromuscular que será continuamente reforçado a cada fecho através de feedback propriocetivo. Este estado condicionado (engrame) pode induzir alterações ao nível de qualquer componente do sistema mastigatório: dentes, músculos, periodonto, mucosa gengival e articulações temporomandibulares. As disfunções oclusais podem ser curadas através de métodos de desprogramação. [23] Uma das técnicas de desprogramação mais utilizadas é o equilíbrio oclusal, que é uma técnica terapêutica abrasiva que permite remover ou corrigir interferências oclusais, através da trituração selectiva das vertentes ou cristas das cúspides dos dentes que interferem com as trajectórias oclusais funcionais normais. Este método de correção da oclusão pode ser aplicado na superfície oclusal de dentes naturais ou de reconstruções protéticas através de técnicas de retificação terapêutica oclusal. A melhor forma de praticar este método é considerar a relação cêntrica como o melhor conceito para o assentamento, registo, transferência e reprodutibilidade da posição de referência da mandíbula. Este raciocínio baseia-se na estabilidade da posição fisiológica do eixo da dobradiça durante a função relaxada e assintomática dos músculos elevadores da mandíbula e na libertação da dor da disfunção da articulação temporomandibular nos pacientes a quem se pretende efetuar ajustes oclusais. O registo de uma relação cêntrica precisa e reprodutível durante a rotação pura dos côndilos mandibulares em torno do eixo terminal da charneira é o primeiro passo de um método que se pretende que proporcione um equilíbrio oclusal verdadeiro e correto. Outra técnica denominada desenvolvimento de orientação anterior completa imediata (ICAGD). Esta técnica assistida por computador visa obter uma redução bem sucedida do tempo de desoclusão, reduzindo a atividade muscular contrátil e interrompendo a fadiga e o espasmo dos músculos mastigatórios. [25] Em comparação com o equilíbrio oclusal clássico, esta técnica permite que todos os movimentos da mandíbula sejam livres e não guiados pelo operador e a sequência de ajustes foi completamente invertida em comparação com a do equilíbrio oclusal tradicional. Todas as excursões mandibulares foram ajustadas e a desoclusão posterior imediata em todas as excursões foi estabelecida antes de qualquer ajuste habitual de fechamento.[24] O contacto molar foi diminuído. O equilíbrio oclusal é indicado porque elimina a discordância e as disfunções oclusais e da articulação temporomandibular da síndrome da disfunção da ATM. As arcadas dentárias maxilar e mandibular totalmente funcionais têm o papel de proteger uma função oclusal harmoniosa contra a atividade parafuncional do sistema neuromuscular: dor em torno das articulações temporomandibulares ou dos músculos mastigatórios com ou sem estalidos, incapacidade de abrir completamente a boca, dores de cabeça e pescoço. [24] Factores como a distância interoclusal, o envelope do movimento mandibular, o movimento mastigatório, as relações dente a dente e os determinantes da oclusão podem ser melhorados através de ajustes oclusais ao nível dos quadrantes de trabalho ou de equilíbrio. Uma função oclusal equilibrada pode também ser alcançada através de próteses dentárias ou dispositivos ortodônticos. As técnicas de ajustamento oclusal podem ser aplicadas sobre os dentes naturais ou sobre os dentes de próteses fixas aplicadas sobre os pilares naturais ou sobre implantes. O objetivo dos ajustes oclusais é obter uma oclusão funcional e não uma oclusão ideal. A oclusão ideal não é uma oclusão funcional prática, é uma oclusão teórica, fictícia. O equilíbrio oclusal no caso das próteses completas é efectuado de forma diferente do que é feito nas arcadas dentárias naturais. É coordenado de acordo com o conceito protético oclusal de Gysi: apoio oclusal em pelo menos três pontos em todas as trajectórias funcionais: direita, esquerda, lateral e protrusiva. O sistema mastigatório é um complexo biomecânico funcional unitário. Portanto, os impulsos funcionais homogéneos dentoperiodontais são altamente significativos no que diz respeito ao desenvolvimento e manutenção das articulações dentoperiodontais, temporomandibulares e dos músculos mastigatórios em capacidade funcional sã e resistente. As técnicas de ajuste oclusal oferecem uma oportunidade direta e fácil de alcançar o equilíbrio das inter-relações oclusais, graças à perceção dos estímulos funcionais homogéneos. Desta forma, as superfícies oclusais dos dentes são susceptíveis de um processo de abrasão fisiológico uniforme e suave. [25]

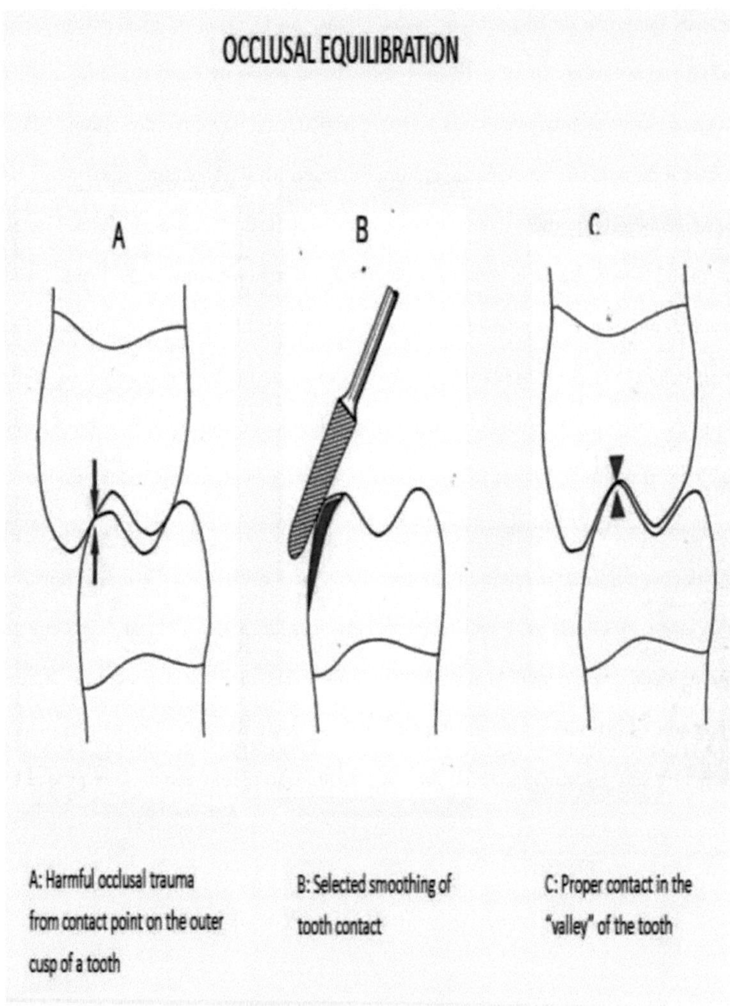

Figura 14-Equilíbrio oclusal

8. MANUTENÇÃO DO CALENDÁRIO DE DESACTIVAÇÃO POR QUADRANTE

Não deve haver mais de 3 meses de diferença entre a queda dos dentes decíduos e a erupção dos dentes permanentes num quadrante em comparação com os outros quadrantes.

O atraso na erupção pode dever-se a qualquer uma das seguintes razões:

- Presença de dentes decíduos/raízes com retenção excessiva
- Presença de um dente supranumerário
- Quistos e tumores do maxilar
- Restauração saliente em dentes decíduos
- Fibrose da gengiva
- Anquilose dos dentes decíduos
- Ausência de broto de dente permanente.

Como regra geral, a queda da dentição decídua deve ser mantida dentro do calendário, extraindo o dente ou os dentes de um lado da arcada, quando estes tiverem sido perdidos por processo natural no outro lado.[26]

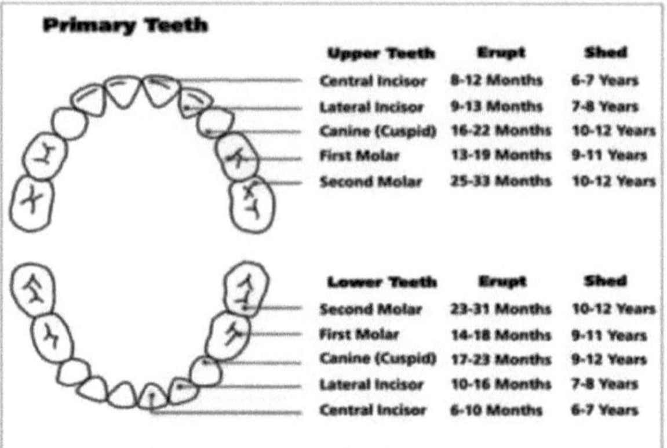

Figura 15-Tempo de interrupção e de corte

• Os mantenedores de espaço devem ser administrados até à erupção dos dentes sucessivos.

Perda precoce do dente primário:

Objectivos

• Gestão da perda prematura de dentes em crianças

• Tratamento ortodôntico precoce

- Distinguir entre problemas de tratamento moderados e complexos

- Determinar quais os problemas que merecem um tratamento ortodôntico precoce

- Identificar as opções de tratamento ortodôntico adequadas para a criança com má oclusão.[27]

Etiologia da perda prematura de dentes

- Cáries
- Trauma
- Erupção ectópica
- Doenças congénitas
- Deficiências no comprimento do arco que resultam em reabsorção

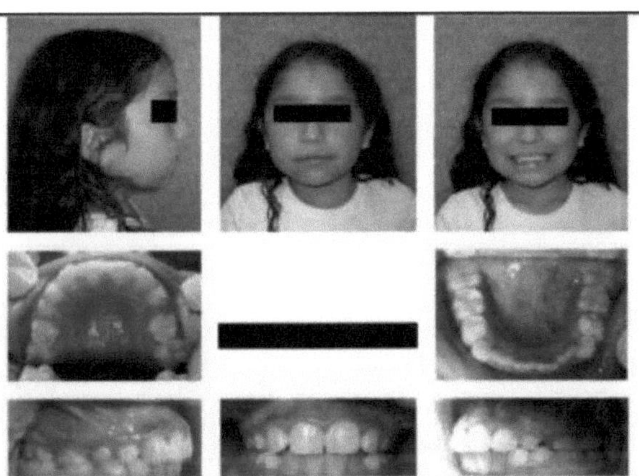

Figura 16- A perda precoce dos dentes decíduos pode afetar o alinhamento dos dentes permanentes

8.1 Perda precoce dos incisivos primários:

- Geralmente devido a cáries ou traumatismos
- Perda mínima do comprimento do arco

• Excepções: perda muito precoce, sem espaçamento, tendência para a Classe II, sobremordida profunda

• Impacto mínimo na função mastigatória

• Possível impacto na fala - Sons linguístico-dentais (s, z, th) - Especialmente antes do desenvolvimento das capacidades de fala

< 2 anos de idade- Possível perda de espaço

> 2 anos de idade- Problema estético (para os pais).[27]

8.2 Perda precoce de caninos:

• Geralmente devido a deficiências no comprimento da arcada que resultam na reabsorção dos incisivos

• Nenhuma relação detetável com o alinhamento posterior

• Acompanhada de um deslocamento lateral dos incisivos e de um deslocamento da linha média - Se bilateral, acompanhada de inclinação lingual

8.3 Perda precoce dos primeiros molares decíduos :

• Geralmente devido a cáries

• Deslocação do canino e do incisivo em direção ao local de extração - 1,5 mm na mandíbula

• Movimento mesial do segundo molar primário - 1 mm na maxila

• Erupção mesial dos primeiros pré-molares superiores - Caninos obstruídos

Perda precoce dos primeiros molares decíduos -Não há perda estatisticamente significativa da largura, comprimento e perímetro da arcada na dentição decídua

8.4 Perda precoce dos segundos molares decíduos :

- Normalmente devido a cáries, por vezes devido à erupção ectópica do primeiro molar permanente

- Redução do comprimento do arco

- Segundo pré-molar bloqueado

9. GESTÃO DENTES ANQUILOSADOS GESTÃO

A anquilose é uma condição caracterizada pela ausência da membrana periodontal numa pequena área ou em toda a superfície da raiz. Os dentes decíduos anquilosados não são reabsorvidos e, portanto, impedem a erupção dos dentes permanentes ou desviam-nos para erupção em locais anormais. Estes dentes anquilosados devem ser diagnosticados e removidos cirurgicamente numa altura apropriada para permitir a erupção dos dentes permanentes. A anquilose dentoalveolar é uma anomalia de erupção definida como a união da raiz do dente ao osso circundante com eliminação local do ligamento periodontal e pode impedir o desenvolvimento normal dos dentes. Os dentes afectados são normalmente molares decíduos, sendo o segundo molar inferior o mais frequente e o primeiro molar superior o menos frequente. A etiologia desta condição ainda não está bem definida e existe um debate devido à falta de conhecimento sobre os seus mecanismos biológicos. Está associada a traumas, distúrbios metabólicos, distúrbios do desenvolvimento, tendência genética e deficiência no crescimento ósseo vertical. A maior incidência ocorre na região molar durante a dentição decídua e mista. A incidência de anquilose dentoalveolar em dentes decíduos foi relatada como sendo de 1,5% a 9,9%. O diagnóstico da anquilose dentária é geralmente estabelecido através de achados clínicos que incluem sons metálicos à percussão, falta de mobilidade dentária e infra-oclusão dentária. Contudo, alguns doentes podem não apresentar um som metálico ou a perda de espaço do ligamento periodontal não aparece nas radiografias. Um sinal fiável de anquilose tem sido a infra-oclusão dentária que não responde às forças ortodônticas. A presença de dentes decíduos anquilosados pode complicar a erupção e o desenvolvimento da dentição permanente sucessiva, e pode levar a problemas de oclusão, função e estética. Quando a esfoliação dos dentes afectados é retardada, podem surgir complicações como trajectórias de erupção desviadas para os dentes adjacentes ou opostos, impactação dos dentes sucessores e, dependendo do grau de submersão dos dentes anquilosados, a posição do germe dentário pode ser afetada, podendo ocorrer raízes em gancho ou impactação dos sucessores permanentes. [28]

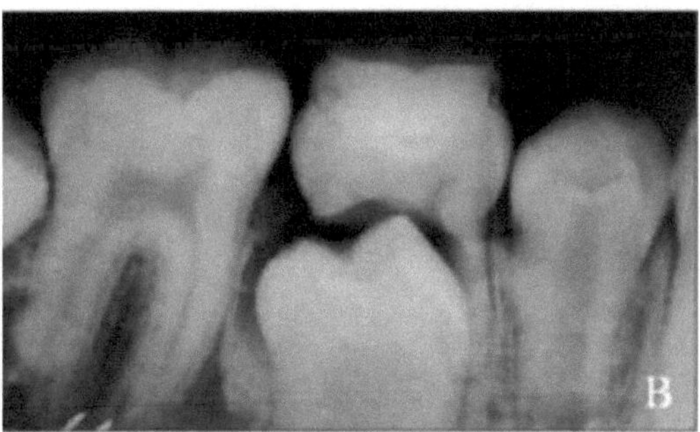

Figura 17-Dente anquilosado

10. GESTÃO DA FIXAÇÃO ANORMAL DO FRÉNULO

Uma das estruturas anatómicas mais interessantes, mas frequentemente mal compreendidas, da cavidade oral é o frénulo - uma ligação mucosa de uma parte solta a uma parte mais rígida. Existem vários frénulos que estão normalmente presentes numa cavidade oral normal, nomeadamente o frénulo labial maxilar, o frénulo labial mandibular e o frénulo lingual.

A sua principal função é proporcionar estabilidade ao lábio superior e inferior e à língua, sendo controversa a extensão do seu envolvimento na mastigação. Os anexos frenais labiais são pregas finas de membrana mucosa com fibras musculares fechadas, originárias do músculo orbicular do lábio superior, que se fixam nos lábios à mucosa alveolar e ao periósteo subjacente. Estende-se sobre o processo alveolar nos bebés e forma uma rafe que atinge a papila palatina.[29] Com o crescimento do processo alveolar à medida que os dentes erupcionam, esta fixação geralmente muda para assumir a configuração adulta. As frenas anormais ou aberrantes são detectadas visualmente, aplicando tensão sobre elas para ver o movimento da ponta da papila ou o branqueamento produzido devido à isquemia da região. Clinicamente, a frena papilar e a frena penetrante da papila são consideradas patológicas e têm sido associadas à perda de papila, recessão, diastema, dificuldade de escovagem, desalinhamento dos dentes e podem também prejudicar o ajuste ou a retenção da prótese, provocando perturbações psicológicas no indivíduo. Um frénulo pode tornar-se um problema significativo se a tensão do movimento dos lábios afastar a margem gengival do dente, ou se o tecido inibir o fecho de um diastema durante o tratamento ortodôntico.[21] A inserção do frênulo que invade a gengiva marginal distende o sulco gengival, favorecendo a acumulação de placa bacteriana e aumentando a taxa de progressão da recessão periodontal.[30]

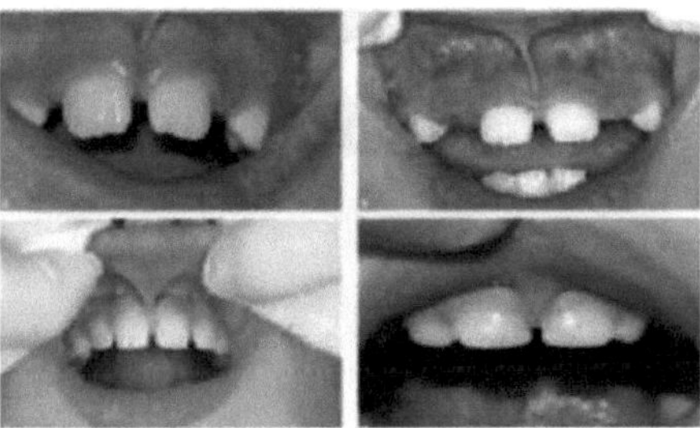

Figura 18 - Ligação frenal anormal

Síndromes associadas a diferentes anexos frenais:

- Síndrome de Ehlers-Danlos
- Estenose pilórica hipertrófica infantil,
- Holoprosencefalia,
- Síndrome de Ellis-van Creveld e
- Síndrome oro-facial-digital. [31]

A presença de um frênulo labial maxilar espesso e carnudo, fixado relativamente baixo, impede que os incisivos centrais superiores se aproximem uns dos outros. Isso causa o desenvolvimento de diastema ou excesso de espaçamento entre os dentes, o que, por sua vez, pode não permitir a erupção de dentes sucessivos. O procedimento de frenectomia é geralmente efectuado juntamente com o tratamento ortodôntico e não antes deste. O espaço deve ser fechado pelo menos parcialmente, de modo que o movimento ortodôntico de aproximação dos dentes deve ser retomado imediatamente após a frenectomia, para que os dentes se aproximem rapidamente após o procedimento. Quando isso é feito, a cicatrização ocorre com os dentes juntos e o inevitável tecido cicatricial pós-cirúrgico estabiliza os dentes em vez de criar obstáculos para o fechamento final do espaço. A presença de anquiloglossia ou trava-língua impede o desenvolvimento funcional normal devido à posição rebaixada da língua e a anormalidades na fala e na deglutição e, portanto, deve ser corrigida cirurgicamente.

11. CONTROLO DOS HÁBITOS ORAIS:

Hábitos como chuchar no dedo e no polegar, roer as unhas, empurrar a língua e morder os lábios devem ser identificados e o doente/pais devem ser educados sobre os efeitos nocivos destes hábitos e devem ser motivados a parar com o hábito. [32]

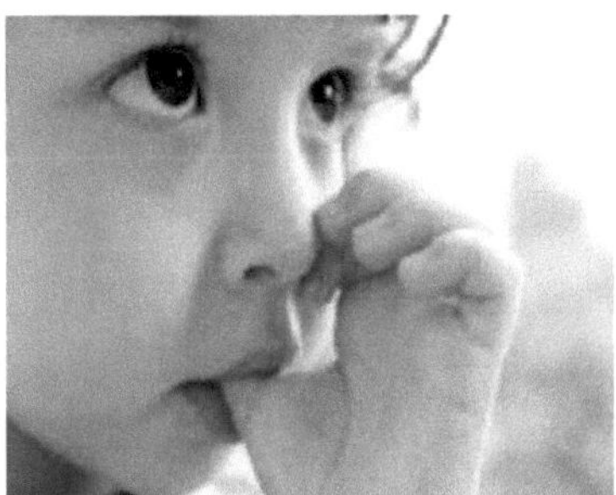

Figura 19 - Hábito de sucção do polegar

HÁBITO DE CHUPAR:

Definição: A sucção dos dedos é definida como a colocação do polegar ou de um ou mais dedos em profundidades variáveis na boca. É comum em crianças até à idade de 3½ -4 anos.

* A persistência do hábito para além desta idade pode levar a várias más oclusões. [33]

A gravidade da má oclusão causada pela sucção do polegar depende de um tridente de factores. São eles: (a) Duração: A quantidade de tempo que se passa a praticar o hábito.

(b) Frequência: O número de vezes que o hábito é ativado num dia.

(c) Intensidade: O vigor com que o hábito é realizado.

EFEITOS DA SUCÇÃO DO POLEGAR:

(1) Inclinação labial dos dentes anteriores maxilares resultando em proclinação dos anteriores maxilares.

(2) O overjet aumenta devido à proclinação dos maxilares anteriores.

(3) Algumas crianças apoiam a mão sobre os anterios mandibulares durante o ato de sucção. Nestas crianças, é de esperar que os incisivos mandibulares apresentem uma inclinação lingual

(4) As mordidas abertas anteriores podem ocorrer como resultado da restrição da erupção dos incisivos e da supra erupção dos dentes vestibulares.

(5) Os músculos da bochecha contraem-se durante a sucção do polegar, resultando numa arcada maxilar estreita que predispõe a mordidas cruzadas.

(6) A criança pode desenvolver o hábito de empurrar a língua como resultado da mordida aberta.

(7) O lábio superior é geralmente hipotónico, enquanto a parte inferior do rosto apresenta uma atividade mental hiperactiva. [34]

12. PREVENÇÃO DE DANOS NA OCLUSÃO - DANOS DO APARELHO DE MILWAUKEE

A cinta de Milwaukee é uma ortótese corretiva ativa da coluna vertebral. É constituída por um anel de pescoço com um molde para a garganta e duas almofadas occipitais para evitar uma pressão elevada no pescoço. Os outros elementos são uma cintura pélvica de plástico, montantes de alumínio, almofadas torácicas em forma de L em couro e barras de metal à frente e atrás. O aparelho de Milwaukee é utilizado no tratamento de perturbações posturais como a escoliose idiopática ou a doença de Scheuerman. A cinta é normalmente prescrita a crianças com perturbações posturais, que ainda não atingiram o seu pico de crescimento ou que se encontram no período de crescimento rápido. Não é utilizada em adultos ou adolescentes que já tenham ultrapassado o surto de crescimento, pois não terá qualquer efeito. É especialmente recomendada nos casos em que há receio de deterioração durante o surto de crescimento dos adolescentes. Se a curva da coluna vertebral tiver um ângulo de Cobb entre 20° e 40°, é uma indicação para utilizar uma cinta. Abaixo deste intervalo de ângulo de Cobb, a curva do doente fica sob observação. Acima deste intervalo, os cirurgiões intervêm em vez de usar um aparelho. Este aparelho exerce uma força tremenda sobre a mandíbula e a oclusão em desenvolvimento, levando a um atraso no crescimento mandibular e a possíveis deformações. Talas intra-orais, activadores, posicionadores e aparelhos ortopédicos dentofaciais especialmente concebidos podem prevenir a má oclusão ou, pelo menos, reduzir os efeitos deletérios. [34]

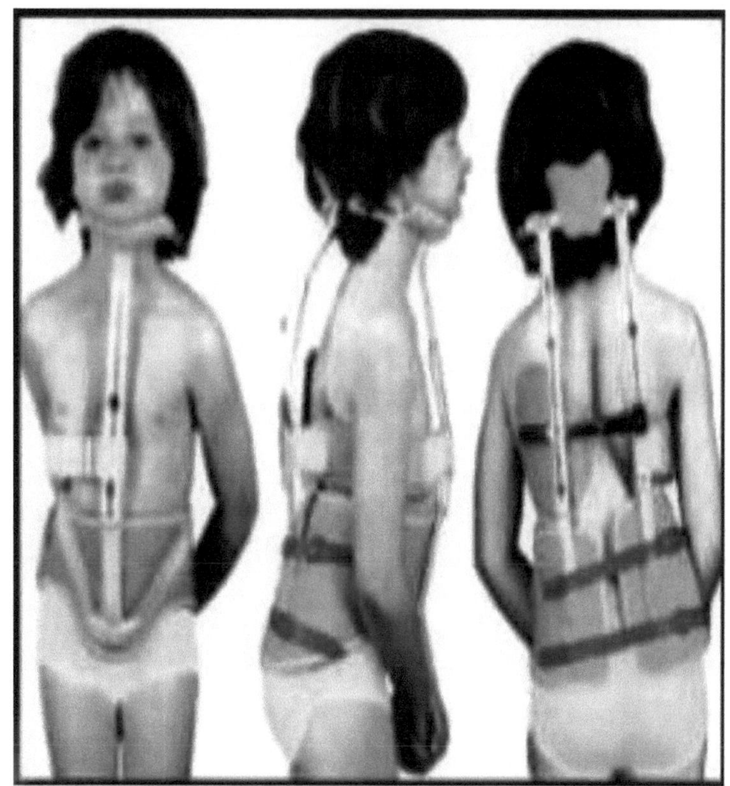
Figura 20- A cinta de Milwaukee

13. TRATAMENTO DO PRIMEIRO MOLAR PERMANENTE PROFUNDAMENTE BLOQUEADO

- Ocasionalmente, o primeiro molar permanente pode ficar profundamente bloqueado sob a crista de contorno da superfície distal do segundo molar decíduo

- O corte da superfície distal dos segundos molares decíduos ajuda a orientar a erupção dos primeiros molares permanentes.

- Por vezes, os 1ºs molares permanentes bloqueados podem reabsorver o 2º molar decíduo na parte cervical do dente. Se a reabsorção radicular for grave, o 2º molar decíduo tem de ser extraído e o espaço mantido para os 2ºs pré-molares.

- O 1º molar permanente ligeiramente bloqueado erupciona normalmente sem tratamento. A passagem de um fio de ligadura ou de separadores interdentalmente liberta o ligeiro bloqueio.

A maioria dos casos de molares permanentes com erupção ectópica autocorrige-se espontaneamente (50- 69%). No entanto, a falta de intervenção atempada pode resultar na perda dos molares primários e na falta de espaço para a erupção do segundo pré-molar, uma vez que o molar permanente erupciona mesialmente.

O método de tratamento de um primeiro molar permanente em erupção ectópica dependerá de vários factores: Idade do paciente; Estado do segundo molar primário; Presença do segundo pré-molar; Severidade da impacção.[35]

Idade do doente A correção espontânea ocorre geralmente antes dos sete anos de idade. Em pacientes que são diagnosticados antes dos oito anos de idade, é aconselhável um período de observação de seis meses. Se a correção espontânea não ocorrer dentro deste período de seis meses, pode assumir-se que o dente está irreversivelmente impactado e que é necessário algum tipo de tratamento ativo. O diagnóstico precoce é essencial para impedir a reabsorção radicular do dente decíduo.

Estado do segundo molar primário Se o molar primário apresentar sintomas de pulpite irreversível ou mobilidade aumentada, a extração pode ser a melhor opção. Pode ocorrer perda de espaço após a extração. Isto pode ser evitado utilizando um aparelho removível simples ou outro tipo adequado de mantenedor de espaço. Presença do segundo pré-molar. A incidência de segundos pré-molares ausentes congenitamente foi de 18% em pacientes com fenda labial e fenda palatina. Se o segundo pré-molar estiver ausente, pode ser aconselhável extrair o molar primário e permitir que o molar permanente irrompa mesialmente e feche o espaço. Pode ser necessária uma ortopantomografia para diagnosticar a ausência ou presença do segundo pré-molar e uma avaliação da má oclusão por um especialista qualificado seria útil.

Gravidade da impactação Como descrito anteriormente, os primeiros molares ectópicos podem receber uma classificação de 1-4, dependendo da sua gravidade.[36]

Grau 1 - Os molares ectópicos devem ser observados e deve ser-lhes dada a oportunidade de se corrigirem espontaneamente.

Grau 2 - Os molares requerem um tratamento ativo que pode envolver o encravamento interproximal ou a inclinação distal.

Os molares de grau 3 são geralmente tratados através da inclinação distal ativa do molar permanente ectópico. Isto pode ser conseguido através da utilização de um aparelho removível ou da colocação de brackets fixos, podendo ser necessária a extração do molar primário. Quando a erupção ectópica é tão grave que a raiz mesial do segundo molar primário é afetada.

Grau 4 - É aconselhável a extração do dente primário.

Mais uma vez, a má oclusão deve ser totalmente avaliada por um especialista para determinar se a perda de espaço deve ser evitada. Exemplos de técnicas de separação Estas técnicas podem ser divididas em separação interproximal e separação distal. Para a separação interproximal pode ser utilizado um simples separador elástico, um fio de latão macio ou um separador metálico de Kesling. A inclinação distal do primeiro molar ectópico requer o uso de um aparelho ortodôntico fixo ou removível. O meio de separação deve ser colocado entre o primeiro molar permanente e o segundo molar primário. A supervisão cuidadosa destas técnicas é essencial, pois a deslocação apical do separador ou do fio de latão pode induzir infeção e perda precoce do molar primário.Separador Um separador elastomérico pode ser usado quando é necessário pouco movimento e há uma pequena reabsorção do molar primário. Os molares ectópicos podem ser esticados para a posição correta utilizando uma pinça de separação ou dois pedaços de fio dentário. Esta técnica de separação não é recomendada por rotina porque pode deslocar-se apicalmente e causar irritação periodontal. O separador pode ser difícil de localizar e recuperar nestes casos. Pode ser utilizado por um operador experiente, desde que o doente seja examinado de duas em duas semanas. Separador de Kesling Esta é uma alternativa ao separador elastomérico. Pode ser difícil de colocar, no entanto, se o ponto de contacto entre o molar permanente e o molar primário estiver muito abaixo da junção cemento-esmalte do molar primário. Fio de latão Se for necessária uma pequena quantidade de movimento, mas pouco da superfície mesial do primeiro molar permanente for visível clinicamente, pode ser utilizado um fio de latão. Um fio de latão de 0,02" ou 0,025" é enfiado à volta do ponto de contacto entre os molares primários e permanentes e depois torcido para apertar o fio. As desvantagens desta abordagem são que pode ser necessário anestesiar os tecidos moles e pode ser difícil enfiar o fio à volta do ponto de contacto quando subgengival. Inclinação distal do primeiro molar ectópico Arco transpalatino com um gancho distal Se a reabsorção do molar primário for grave e o molar permanente se tiver deslocado significativamente, é necessário o movimento distal do molar permanente. O clínico pode fabricar um arco transpalatino (TPA) nos molares primários com um braço cantilever que se estende do aparelho para distal. Uma banda elastomérica ou mola pode então ser enganchada da extremidade do braço cantilever a um botão que foi colado no molar permanente para iniciar o movimento distal do molar ectópico. Aparelho fixo Novamente, um TPA é colocado nos molares primários para estabilizar esses dentes e um braquete é colocado na superfície vestibular do molar permanente. Um fio seccional flexível de níquel titânio é utilizado para verticalizar o molar.

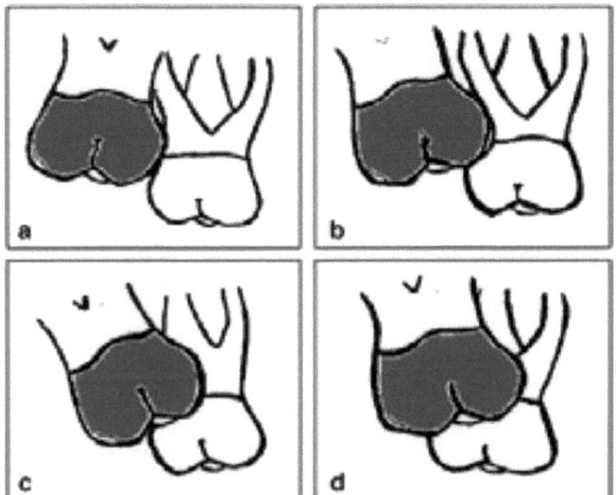

Figura 21-Molares profundamente bloqueados

14. MANTENEDORES DE ESPAÇO

Definição:

O Space Maintainers é um dispositivo utilizado para manter o espaço criado pela perda de

dente decíduo. [37]

Classificação :[38]

(A) De acordo com Hitchcock:

(1) Removível ou fixo ou semi-fixo.

(2) Com bandas ou sem bandas.

(3) Funcional ou não funcional.

(4) Ativo ou passivo.

(5) Certas combinações das anteriores.

(B) Segundo Hinrichsen:

1. Mantenedores de espaço fixos:

Classe I a) Tipos não funcionais: i) Tipo barra. (ii) Tipo laço.

(b) Tipos funcionais: (i) Tipos pônticos. (ii) Tipo de arco lingual.

Classe II - Tipo Cantelever [sapata distal, banda e ansa]

2. Mantenedores de espaço amovíveis:

3. Prótese parcial em acrílico

Requisitos dos responsáveis pela manutenção do espaço:[37]

1. Deve manter todo o espaço mesiodistal criado por um dente perdido. Deve restaurar a função tanto quanto possível e evitar a erupção excessiva dos dentes opostos.

2. A sua construção deve ser simples.

3. Deve ser suficientemente forte para suportar a força funcional.

4. Não deve exercer uma tensão excessiva sobre os dentes adjacentes.

5. Deve permitir a manutenção da higiene oral.

6. Não restringem o crescimento normal ou a erupção do dente.

7. Não devem interferir com a mastigação, a fala ou a deglutição.

8. O responsável pela manutenção do espaço não deve interferir com outras funções.

Indicação: [37]

1. Perda precoce do 1º molar primário.

2. Perda precoce do 2º molar primário antes da corrupção do 2º pré-molar.

3. Perda precoce de dentes decíduos anteriores.

4. Perda precoce do 1º molar parmanente (vários casos) Falta congénita do incisivo

superior tardio. Incisivo causando desvio mesial da cúspide.

5. Falta congénita do segundo pré-molar e desvio do primeiro molar permanente para preencher o espaço.

6. Por vezes, como mantenedor de espaço ativo para empurrar o primeiro molar permanente para trás para a erupção do segundo pré-molar.

7. Para evitar a deslocação dos dentes e para manter o espaço.

8. Restauração da função.

9. Estética.

10. Psicologia.

11. Prevenir a sequela do problema da cárie.

CONTRA-INDICAÇÃO:

1. Quando a largura mesiodistal do dente permanente subjacente é menor do que o espaço presente. Quando o dente está perto da crista do rebordo - na radiografia.

2. Quando falta o dente permanente subjacente.

3. Quando se espera que os molares se desloquem para a frente.

Objetivo da utilização: [38]

1. Para prevenir / reduzir / resistir à má oclusão.

2. Para eliminar ou reduzir os maus hábitos orais.

3. Para evitar traumas psíquicos.

4. Para evitar o colapso do arco.

5. Para manter o espaço do dente em falta para a prótese.

ORIENTAÇÕES GERAIS PARA A GESTÃO DA MANUTENÇÃO DO ESPAÇO

(AAPD-2012) [39]

A perda prematura dos dentes decíduos devido a cáries, traumatismos, erupção ectópica ou outras causas pode levar a movimentos dentários indesejáveis dos dentes decíduos e/ou permanentes, incluindo a perda do comprimento da arcada. A deficiência no comprimento da arcada pode produzir ou aumentar a gravidade das más oclusões com apinhamento, rotações, erupção ectópica, mordida cruzada, sobressaliência excessiva, sobremordida excessiva e relações molares desfavoráveis. A profissão dentária recomendou a utilização de mantenedores de espaço para reduzir a prevalência e a gravidade da má oclusão após a perda prematura dos dentes primários. A manutenção do espaço pode ser considerada na dentição decídua após a perda precoce de um incisivo maxilar quando a criança tem um hábito de dentição ativo. Um hábito intenso pode reduzir o espaço para o incisivo permanente em erupção.

Os efeitos adversos associados aos mantenedores de espaço incluem: (1) aparelhos deslocados, partidos e perdidos; (2) acumulação de placa bacteriana; (3) cáries; (4) interferência na erupção do sucessor; (5) movimentos dentários indesejáveis; (6) inibição do crescimento alveolar; (7) impacto nos tecidos moles; e (8) dor.

A perda prematura de um dente primário de qualquer tipo tem o potencial de causar a perda de espaço disponível para o dente permanente seguinte, mas há uma falta de consenso quanto à eficácia dos mantenedores de espaço na prevenção ou redução da gravidade da má oclusão.

Considerações sobre o tratamento: É prudente considerar a manutenção do espaço quando os dentes decíduos são perdidos prematuramente. Os factores a considerar incluem: (1) dente específico perdido; (2) tempo decorrido desde a perda do dente; (3) oclusão pré-existente; (4) análise favorável do espaço; (5) presença e desenvolvimento radicular do sucessor permanente; (6) quantidade de osso alveolar que cobre o sucessor permanente; (7) estado de saúde do paciente; (8) capacidade de cooperação do paciente; (9) hábitos orais activos; e (10) higiene oral. Se for necessária uma análise do espaço antes da colocação de um mantenedor de espaço, devem ser consideradas radiografias e modelos de estudo adequados. A literatura referente ao uso de mantenedores de espaço específicos para a perda de um determinado tipo de dente primário inclui opiniões de especialistas, relatos de casos e detalhes do desenho do aparelho. As modalidades de tratamento podem incluir, mas não estão limitadas a: - Aparelhos fixos (por exemplo, banda e alça, coroa e alça, arco lingual passivo, sapata distal, aparelho de Nance, arco transpalatino); - Aparelhos removíveis (por exemplo, próteses parciais, aparelho de Hawley). A colocação e retenção de aparelhos mantenedores de espaço requerem um comportamento contínuo de conformidade por parte do paciente. O acompanhamento dos pacientes com aparelhos mantenedores de espaço é necessário para avaliar a integridade do cimento e para avaliar e limpar os dentes pilares. O aparelho deve funcionar até que os dentes sucessivos tenham irrompido na arcada.

Objectivos: O objetivo da manutenção do espaço é evitar a perda de comprimento, largura e perímetro da arcada, mantendo a posição relativa da dentição existente. A Academia Americana de Odontopediatria (AAPD) apoia ensaios clínicos controlados e aleatórios para determinar a eficácia dos mantenedores de espaço, bem como a análise dos custos e dos efeitos secundários do tratamento.

14.1 MANTENEDOR DE ESPAÇO AMOVÍVEL

Os mantenedores de espaço removíveis são utilizados em caso de perda múltipla de dentes decíduos que podem exigir uma substituição funcional sob a forma de próteses parciais ou completas. [40]

INDICATIONS	CONTRAINDICATIONS
Aesthetics is of importance	Lack of patient co-operation
In cases where the abutment teeth cannot support a fixed appliance	In patients allergic to acrylic materials
In cleft patients who require obturator of palatal defect	Epileptic patients
Multiples losses of deciduous teeth may require functional replacements as partial or complete dentures	

CONSIDERAÇÕES: [41]

Nanda (1976) sugeriu que as seguintes questões fossem colocadas antes de se fabricar um aparelho protético removível para uma criança:

1. A criança vai adaptar-se à alteração do ambiente oral provocada pela colocação do aparelho removível?

2. O aparelho será capaz de prevenir a migração dentária, a extrusão e os hábitos orais adversos?

3. Qual é o tempo previsto para a erupção dos dentes sucessivos?

4. Se necessário, que tipo de aparelho é indicado?

5. Existe alguma evidência de trauma psicológico devido à perda precoce dos dentes decíduos anteriores?

6. A ausência de dentes anteriores terá algum efeito negativo no desenvolvimento da fala?

7. Que influência terá a ausência ou a colocação de um aparelho removível no crescimento e desenvolvimento da criança?

REQUISITOS DE UM MANTENEDOR DE ESPAÇO AMOVÍVEL:[40]

1. Deve ser estável e suficientemente forte para funcionar no processo de mastigação.
2. Deve restaurar a estética.
3. Deve evitar a sobreerupção dos dentes opostos ou a deslocação dos dentes adjacentes.

4. Deve ser fácil de limpar.
5. Ser não cancerígeno e não irritante para os tecidos de suporte.
6. Ser fabricado de forma fácil e económica com uma preparação mínima dos

dentes

CLASSIFICAÇÃO DOS MANTENEDORES DE ESPAÇO AMOVÍVEIS

- Funcional/ Não funcional
- De acordo com Brauer et al: Classe 1 - Posteriores unilaterais do maxilar

Classe 2 - Posteriores mandibulares unilaterais

Classe 3 - Posteriores maxilares bilaterais

Classe 4 - Posteriores mandibulares bilaterais

Classe 5 - Anteriores e posteriores maxilares bilaterais

Classe 6 - Anteriores e posteriores mandibulares bilaterais

Classe 7 - Um ou mais anterios primários ou permanentes

PLACA ACRÍLICA SIMPLES: MANTENEDOR DE ESPAÇO NÃO FUNCIONAL.

Os mantenedores de espaço unilaterais amovíveis não devem ser utilizados, embora seja tecnicamente possível utilizá-los. São demasiado pequenos e representam um perigo de deglutição e de asfixia para as crianças.[42]

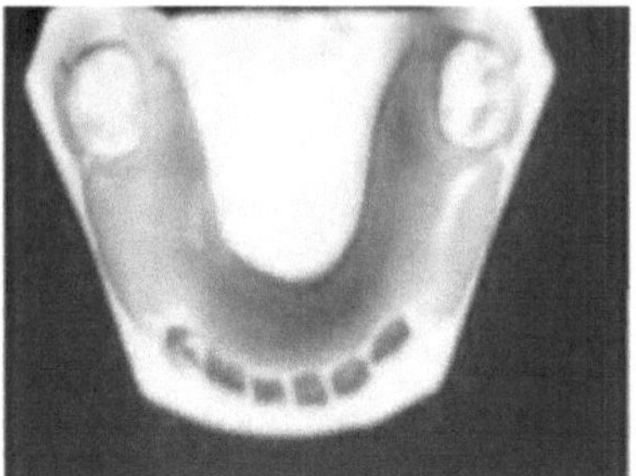

Figura 22- Placa de acrílico simples: Mantenedor de espaço não funcional.

PRÓTESES PARCIAIS REMOVÍVEIS

Um mantenedor de espaço de prótese parcial é aceitável do ponto de vista da simplicidade de construção, dos requisitos funcionais e do custo para o paciente. Este aparelho pode ser facilmente ajustado para permitir a erupção dos dentes enquanto restaura um grau de função essencialmente normal.[43]

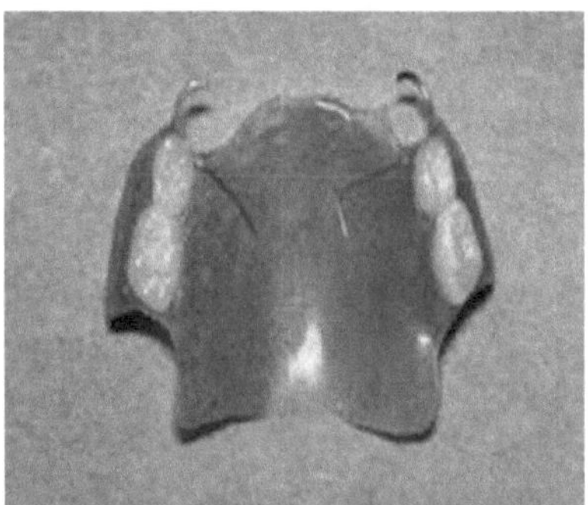

Figura 23 - Prótese parcial removível

VANTAGENS

- Substitui dentes em falta.
- Permite a limpeza dos dentes.
- Mantém ou restaura a dimensão vertical.

- Esteticamente desejável.
- Facilita a mastigação e a fala.
- Fácil de fabricar e requer menos tempo na cadeira.

DESVANTAGENS

- A adesão dos doentes é necessária e obrigatória.
- O aparelho pode estar perdido ou avariado.
- Restringe o crescimento lateral da mandíbula se forem incorporados grampos.
- Pode irritar os tecidos moles.

INSTRUÇÕES PARA O PACIENTE (Ettinger e Pinkham)[44] :

- A criança não deve dormir com o aparelho.
- Quando retirado, o aparelho deve ser mantido húmido.

O aparelho deve ser retirado para actividades desportivas.

A criança deve ser encorajada a usar a dentadura.

Os pais devem verificar se a boca da criança apresenta alguma irritação e se os dentes estão a nascer.

- Os pais e o doente devem ser instruídos sobre os cuidados a ter em casa com o aparelho e com os restantes dentes.
- A criança deve ser avaliada de 3 em 3 meses para se adaptar às alterações de crescimento.

PRÓTESES COMPLETAS

- As próteses completas restauram a função mastigatória, a estética e guiam os primeiros molares permanentes para a sua posição correta, nos casos em que as crianças possam necessitar de uma extração completa dos dentes decíduos.

- O bordo posterior da prótese deve ser colocado sobre a área que se aproxima da superfície mesial do primeiro molar permanente não irrompido.
- A prótese terá de ser ajustada e uma parte dela terá de ser cortada à medida que os incisivos permanentes vão irrompendo, e o bordo posterior terá de ser contornado para orientar o primeiro molar permanente para a sua posição.[45]

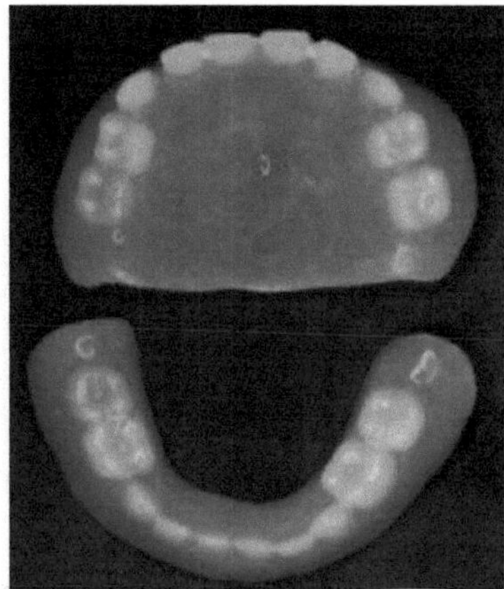

Figura 24 - Prótese completa

MANTENEDOR REMOVÍVEL DO ESPAÇO DISTAL DO SAPATO

- Uma prótese parcial imediata em acrílico com extensão distal em acrílico tem sido utilizada com sucesso para guiar o primeiro molar permanente para a posição quando o segundo molar decíduo é perdido pouco antes da erupção do primeiro molar permanente.

- O dente a ser extraído é cortado do modelo de pedra, com uma depressão cortada no modelo de pedra para permitir o fabrico da extensão acrílica. [46]

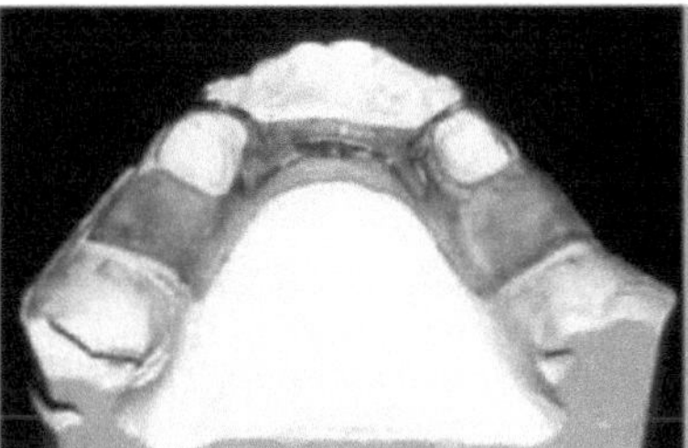

Figura 25 - Mantenedor amovível do espaço distal do sapato

14.2 MANTENEDORES DE ESPAÇO FIXO

MANUTENÇÃO DO ESPAÇO DA BANDA E DO LAÇO

É um aparelho fixo unilateral, não funcional, passivo, indicado para manutenção de espaço nos segmentos posteriores quando um único dente é perdido.[43]

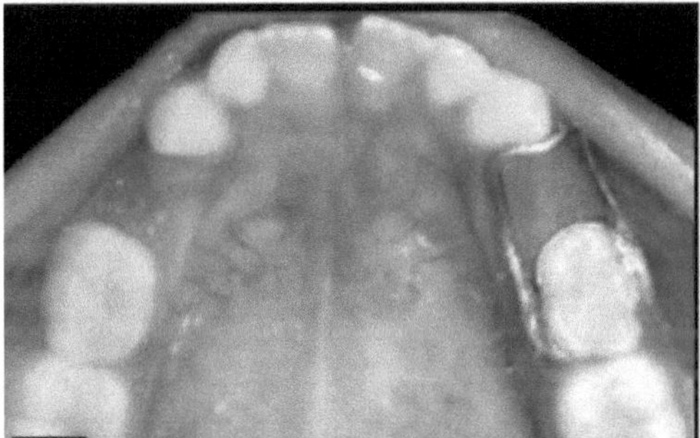

Figura 26-Mantenedores do espaço da banda e do circuito

Conceção do laço de arame-

Os braços da ansa devem ser colocados na junção dos terços médio e cervical, sem interferir com a oclusão.

• O contorno da ansa deve ser semelhante e tão próximo quanto possível do contorno gengival.

• A largura final da ansa deve ser suficiente para permitir a erupção do pré-molar no interior da ansa.

• A ansa deve ser colocada imediatamente acima da área de contacto do dente de suporte, de forma passiva, para não deslizar para baixo. [46]

Alterações

• Robert Rapp e Isik Demiroz (1983): As rolhas podem ser utilizadas para evitar movimentos gengivais e vestibulares da alça.

• Coroa e anel: O mesmo que banda e anel, mas é utilizada uma coroa de aço inoxidável no dente pilar em vez de uma banda.

• Coroa com banda e laço: A coroa de aço inoxidável é colocada primeiro no dente pilar e, em seguida, é aplicada uma banda.

• O mantenedor de espaço de Meyne: Banda e laço, mas o laço é reduzido a metade.

• Banda e alça reversa: Utilizada quando há perda prematura do 2º molar primário e os molares permanentes não erupcionaram completamente para suportar uma banda. Nestes casos, o 1º molar primário é ligado e é feita uma ansa que toca logo abaixo da crista marginal dos molares permanentes.

• Banda e barra: Evita a erupção do pré-molar

- Faixa e laço colados
- Faixa longa e laço[45]

Banda e laço diretos ou de assento único

- A banda está apertada.
- Seleção do laço pré-fabricado e realização de pequenos ajustes.
- O laço é soldado por pontos à banda em posição.
- A vantagem deste método é o facto de ser um procedimento de sessão única e de ser fácil de fabricar.

Técnica de fabrico do mantenedor de espaço de banda e laço funcional

O primeiro passo é a construção de um mantenedor de espaço convencional com banda e alça na região da perda prematura de dentes. Segue-se a colocação de um dente de acrílico na área edêntula do molde e a estabilização com cera de modelação. A oclusão é então verificada com o molde da arcada oposta e ajustada. Utiliza-se acrílico de cura a frio para fixar o pôntico à alça. O aparelho completo é então acabado e polido. É efectuada uma prova de ajuste na boca do paciente e o aparelho é verificado quanto à presença de irritação dos tecidos moles ou interferências oclusais e ajustado em conformidade. A cimentação final do aparelho é efectuada.[47]

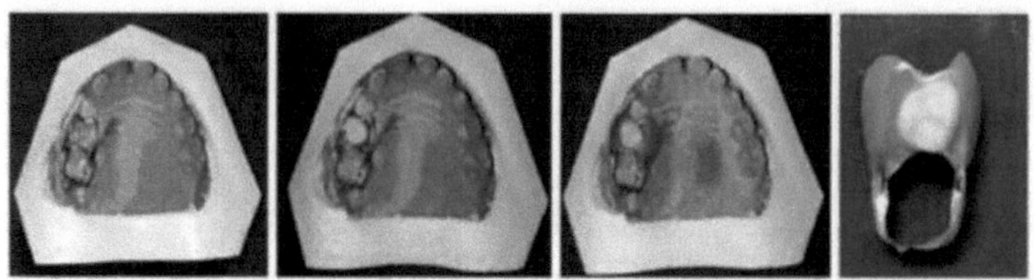

Figura 27 - Fabrico do mantenedor de espaço de banda e laço

MANTENEDOR DO ESPAÇO DA ARCADA LINGUAL

É um aparelho fixo mandibular bilateral, não funcional, passivo/ativo. É o aparelho mais eficaz para manter o espaço e efetuar pequenos movimentos dentários na arcada inferior[42]

INDICATIONS	CONTRAINDICATIONS
Premature bilateral loss of primary molars after the eruption of permanent incisors	Prior to eruption of permanent lower incisors
Recommended to maintain mandibular arch length and to prevent mesial migration of mandibular first molars	Rampant caries,high plaque scores,poor patient cooperation
Prevention of anterior crowding and change of position of mandibular incisors	Extreme mandibular crowding

Conceção do laço de arame

O desenho da arcada deve ser direcionado para minimizar os problemas de manutenção. O fio da arcada deve entrar em contacto com os incisivos permanentes erupcionados no cíngulo. O fio do arco deve estar localizado 2 mm abaixo da margem gengival ou da crista edêntula nas regiões posteriores para evitar a distorção durante o processo de mastigação e deve estar localizado 1 a 2 mm lingualmente aos dentes posteriores para permitir a erupção satisfatória dos bicúspides num plano vestibulolingual. O fio do arco deve encontrar a banda na cúspide mesiovestibular e, ao mesmo tempo, colocar a junta soldada no terço médio da banda para evitar interferências oclusais.[45] **Modificações-**

- Arco lingual de Hotz - com U-loop utilizado para recuperação de espaço
- Arco lingual amovível
- Curvas Omega - na região canina para evitar interferências.[46]

NANCE PALATAL ARCH SPACE MAINTAINER

Aparelho fixo maxilar bilateral, não funcional, passivo, que não entra em contacto com os dentes anteriores, mas que aproxima o palato anterior através de um botão em acrílico que entra em contacto com o tecido palatino, o que proporciona resistência ao movimento anterior dos dentes posteriores no sentido horizontal.[42]

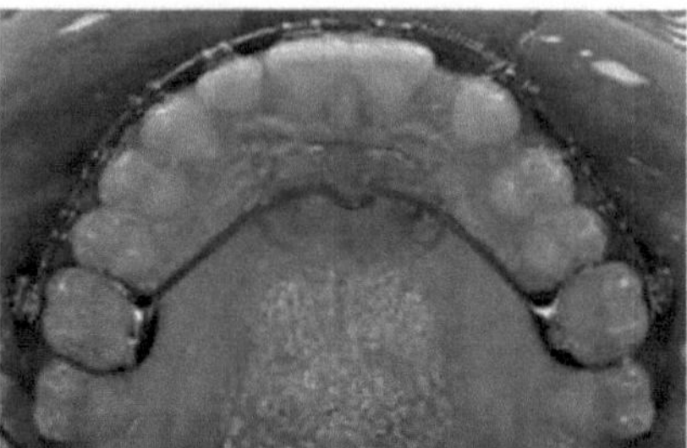

Figura 28-Espaço da arcada palatina de Nance

Conceção do laço de arame

O fio da arcada estende-se anteriormente sem tocar na superfície dos molares primários; uma vez que os bicúspides sucessores são normalmente mais largos para vestibular, e o fio poderia desviá-los da sua posição natural. Na área das rugas, deve ser incorporada uma pequena dobra em forma de U no fio, que fica aproximadamente a 1 a 2 mm de distância do tecido mole. A dobra aumentará a retenção do acrílico no fio. O botão de acrílico, com 0,5 polegadas de diâmetro, é colocado normalmente na porção descendente da abóbada palatina, 1 a 2 mm abaixo da papila incisiva. [45]

Alterações

Aparelho de Nance modificado para distalização unilateral de molares.

ARCO TRANSPALATAL

Aparelho fixo maxilar unilateral, não funcional, passivo, que tem sido recomendado para estabilizar os primeiros molares permanentes superiores quando os molares primários necessitam de extração.[42]

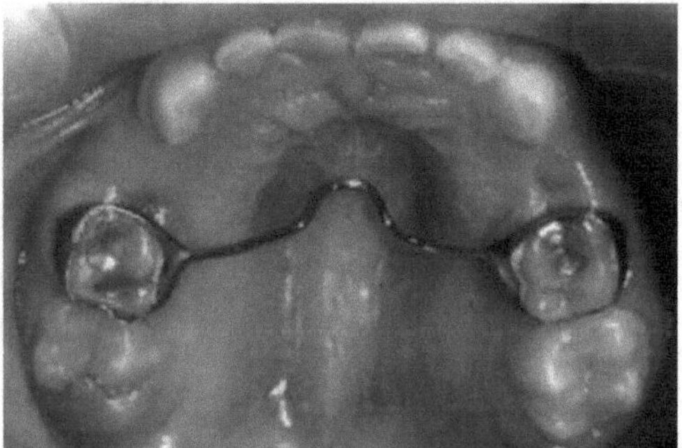

Figura 29 - Mantenedor do espaço do arco transpalatal

Conceção do laço de arame

O arco transpalatino atravessa diretamente a abóbada palatina, evitando o contacto com os tecidos moles. O fio deve ser dobrado em forma de U no meio do palato se for necessária qualquer manipulação. À medida que se aproxima da parte mesial da superfície palatina da banda, o fio deve ser dobrado para a parte distal da banda para assegurar uma melhor articulação.[45]

MANTENEDOR DO ESPAÇO DISTAL DO SAPATO

O aparelho de sapata distal é também conhecido como aparelho intraalveolar. Um dos primeiros modelos de mantenedores de espaço com sapata distal foi a sapata distal de Willet. Este aparelho é raramente utilizado atualmente devido ao aumento do custo dos materiais, às dificuldades na preparação dos dentes e ao procedimento de fabrico mais complicado. O aparelho que está a ser utilizado na prática é o sapato distal de

Roche ou modificações do mesmo utilizando aparelhos de coroa e banda com uma extensão intra-gengival distal. O aparelho da Roche tem uma extremidade em forma de V, que oferece uma superfície mais ampla e ajuda a evitar rotações. A superfície mais larga também tem mais hipóteses de sucesso se o dente não irrompido estiver posicionado para vestibular ou lingual na arcada dentária. A superfície distal do 2º molar primário fornece um guia para o 1º molar permanente não irrompido. Quando o 2º molar primário é removido antes da erupção do 1º molar permanente, o aparelho intra-alveolar permite um maior controlo da trajetória de erupção do dente não irrompido e evita a migração mesial indesejável.[42]

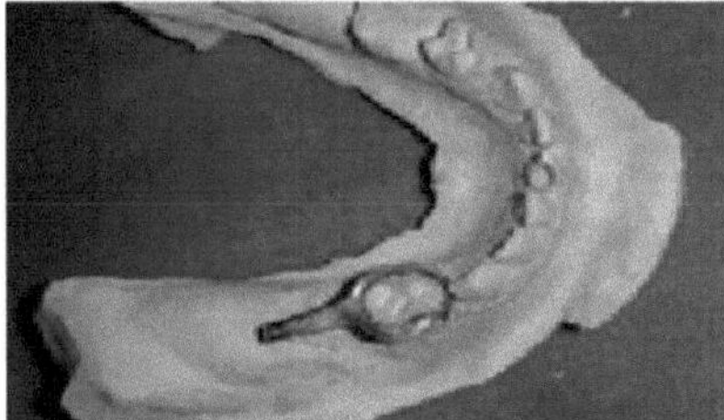

Figura 30-Mantenedor do espaço do sapato distal

Conceção do laço de arame

Utilizando o 1º molar primário como pilar, a banda de aço inoxidável é adaptada. Se a morfologia do dente não permitir uma fácil colocação e adaptação da banda, então o dente é preparado para uma coroa de aço inoxidável e sobre esta é colocada a banda. É feita uma impressão em alginato, a banda é removida e colocada na impressão e é preparado um modelo em gesso. A ansa de suporte de tecido é então contornada com um fio de 0,0040" que se estende distalmente para a abertura preparada no modelo e as extremidades livres da ansa são soldadas à banda. A principal função do aparelho de sapata distal é fornecer um plano guia para o trajeto de erupção do 1º molar permanente.

Para cumprir este objetivo com sucesso, devemos conhecer as trajectórias normais de erupção do 1º molar permanente maxilar e mandibular. Por isso, a extensão distal do aparelho será diferente nas arcadas superior e inferior. Na arcada inferior, a área de contacto da extensão distal do aparelho deve ter uma ligeira posição lingual sobre a crista do rebordo alveolar, de modo a envolver a área de contacto mesial do 1º molar permanente quando este inicia os seus movimentos mesiais e linguais. Por outro lado, a área de contacto da extensão distal do aparelho maxilar deve ser ligeiramente facial à crista do rebordo alveolar. Estas considerações são importantes para evitar que o molar permanente em erupção escorregue em contacto com o aparelho. A largura deve aproximar-se da área de contacto normal da superfície distal do segundo molar primário a ser substituído. O comprimento da extensão distal (barra horizontal) é outra decisão a ser tomada na determinação do aparelho. O problema é um pouco simplificado quando o segundo molar primário ainda está presente para servir de guia no modelo de trabalho. Neste caso, o 2º molar primário deve ser mantido, se possível, até que o aparelho esteja pronto para ser selado. Se o 2º molar primário já estiver ausente, recomenda-se que a superfície distal do 1º molar primário e a superfície mesial do 1º molar permanente não irrompido sejam utilizadas como guia. A profundidade da extensão gengival (barra vertical) também é um fator importante. Se a extensão for deixada demasiado longa, pode resultar em possíveis danos para o 2º molar em desenvolvimento. Se a extensão for demasiado curta, o 1º molar permanente pode irromper por baixo do aparelho. Uma boa radiografia pré-operatória, ligeiramente subexposta, mostra a espessura do tecido mole sobrejacente. Isto ajudará a determinar a profundidade do sulco a ser cortado no modelo de trabalho para a construção da extensão gengival. A extensão gengival deve estender-se cerca de 1 mm abaixo da margem mesial do 1º molar permanente ou apenas o suficiente para capturar a sua superfície mesial. Antes da colocação final do mantenedor de espaço na boca, é tirada uma radiografia para determinar se a extensão de tecido do aparelho está em relação correta com o 1º molar permanente não irrompido. Os ajustes finais no comprimento e contorno da sapata distal podem ser feitos nesta altura. É preferível cimentar este aparelho imediatamente após a extração. [45]

Alterações

• Uma combinação de arco lingual e sapata distal foi sugerida para uso em pacientes nos quais ambos os molares primários foram perdidos e o forte reflexo de vômito do paciente impediu o uso de um aparelho removível. Um aparelho combinado foi desenhado para manter em posição o 2º molar primário remanescente e fornecer orientação para o molar permanente não irrompido no lado oposto. O 2º molar primário direito foi colocado com uma banda ortodôntica e o canino primário esquerdo foi preparado para uma coroa de aço inoxidável. Foi colocado um fio ortodôntico e estendido desde a conexão lingual soldada na banda até ao canino, de uma forma típica de um fio lingual passivo da arcada. Em seguida, foi estendido de volta ao molar não irrompido em ambos os lados vestibular e lingual da crista alveolar edêntula. A extensão foi soldada à coroa do canino e uma barra dupla foi construída para fornecer suporte extra para a extensão da extremidade longa.

• Colocação de anéis no braço horizontal do mantenedor de espaço. Estes laços permitirão os ajustes precisos necessários para a colocação exacta do molar.

• O mantenedor de espaço é colocado depois de se verem sinais de erupção do 1º molar. A extensão vertical é curta e não é colocada intra-alveolarmente; apenas toca na superfície mesial do molar permanente em erupção.

- Aparelho de sela gengival[46]

Fabrico do lado da cadeira (método direto)

- 1st O molar primário é preparado para SSC.
- Uma unidade do material da barra é encaixada na superfície distal do SSC.
- O excesso é cortado e o material da barra é soldado por pontos à coroa.
- Soldar eletricamente a barra, alisar e polir.
- A partir da medição radiográfica, registar a distância entre a superfície distal do primeiro molar primário e a parede distal da cavidade radicular distal do segundo molar primário/superfície mesial do primeiro molar permanente.
- Esta medida é marcada no material da barra, segurando a barra com o alicate n.º 139, e dobrar o material nesse ponto com o alicate n.º 104.

- Extrair o segundo molar primário e, após a obtenção de hemostasia, colocar o aparelho no lugar e ajustar se necessário.

Aparelho Willet

- Em 1929, Willett apresentou o primeiro mantenedor de espaço com uma extensão distal para a perda prematura do segundo molar primário. Uma vez que os dentes pilares têm de resistir à forte força de erupção do primeiro molar permanente inferior, Willett cobriu o primeiro molar primário e os dentes caninos num molde que se estendia para distal.
- Tipo de barra de extensão nos tecidos moles e no alvéolo ósseo para guiar o

primeiro molar permanente em erupção.

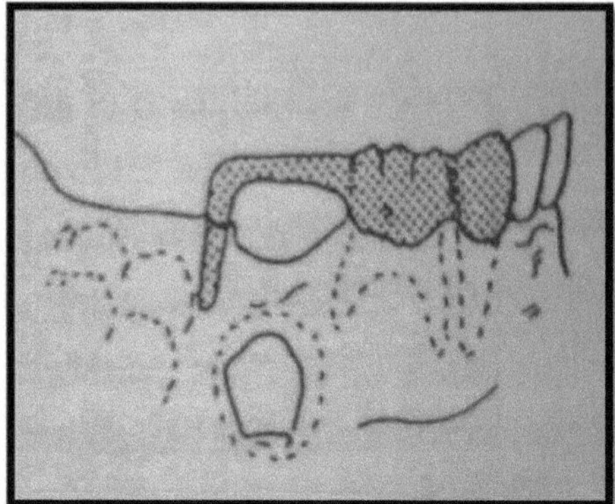

Figura 31 - Aparelho de Willet

Aparelho de Willet modificado

- Bandas - no primeiro molar decíduo inferior do lado direito e no canino decíduo inferior esquerdo.
- Anteriormente, o componente de arame é feito como arco de suporte lingual e, posteriormente, o aparelho de Willet modificado é feito, mas bilateralmente.[47]

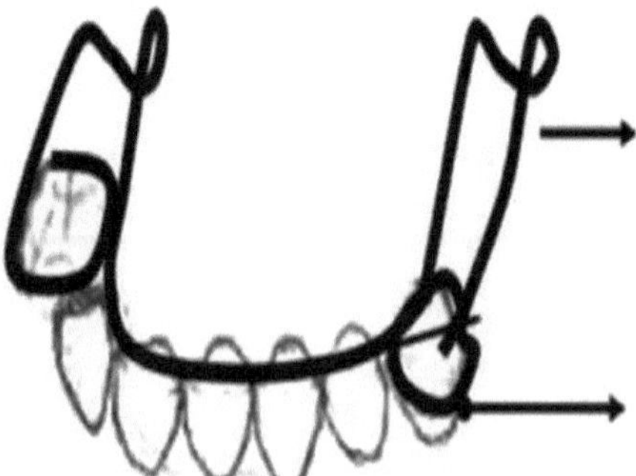

Figura 32 - Aparelho de Willets modificado

Aparelho Roache

- Em 1942, Roche modificou a extensão distal com uma extensão intra-alveolar em forma de V. A forma em V oferece uma área de superfície mais ampla e ajuda a evitar rotações.
- Também tem mais hipóteses de sucesso se o dente não irrompido estiver posicionado para vestibular ou lingual na arcada[47]

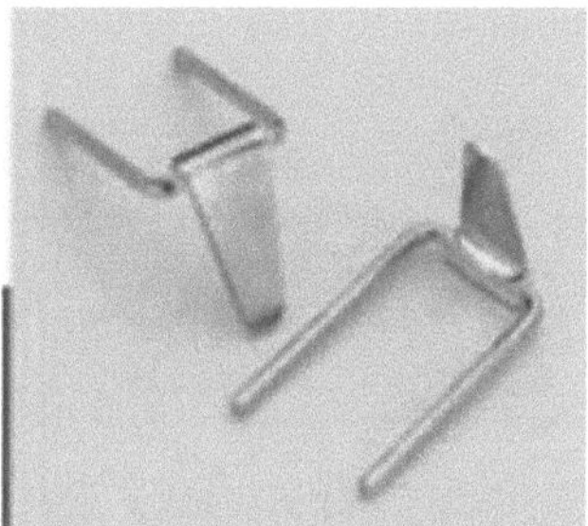

Figura 33 - Aparelho de roca

14.3 RESPONSÁVEL PELA MANUTENÇÃO DO ESPAÇO FUNCIONAL

A perda de comprimento da arcada tem sido relacionada principalmente com a migração dentária, após a perda prematura dos dentes decíduos. Esta condição tem sido observada desde o século XVIII, quando Fauchard a relatou. Quando um dente primário é perdido prematuramente, especialmente um molar, deve ser feito um exame clínico e radiográfico cuidadoso, a fim de determinar o tratamento correto para manter o comprimento da arcada. Quando o espaço para um dente permanente deve ser mantido por dois anos ou mais, um mantenedor de espaço fixo unilateral deve sempre ser colocado após a perda prematura do segundo molar primário. [42]

MANTENEDOR DE ESPAÇO FUNCIONAL ESTÉTICO ANTERIOR

A perda prematura de dentes decíduos é uma das etiologias mais comuns da má oclusão. Quando um dente primário é perdido prematuramente, os dentes, presentes tanto mesial como distalmente ao espaço criado, tendem a deslocar-se para dentro do espaço. Na situação em que um dente primário anterior é perdido antes do tempo previsto, a deriva dos dentes adjacentes para o espaço criado raramente ocorre, mas isso resulta num sorriso inestético e na dificuldade em morder, ou seja, na perda de função, tornando a situação inaceitável. Assim, é fabricado um mantenedor de espaço funcional estético para cuidar da estética e manter a função. Foi efectuada uma moldagem em alginato para as arcadas maxilar e mandibular, que foi vertida em gesso. A cor dos dentes naturais foi registada utilizando um guia de cores adequado. A distância entre a superfície distal do incisivo lateral primário superior direito e a superfície distal do incisivo central primário superior esquerdo foi medida no molde e foi cortada uma tira de resina composta reforçada com fibra (FRC) com o mesmo comprimento. A tira de FRC foi adaptada sobre a superfície palatina, estendendo-se desde a superfície distal do incisivo primário esquerdo superior direito até à superfície distal do incisivo central primário esquerdo superior. Foi selecionado um dente de acrílico (incisivo central superior direito) com a cor adequada e foi aparado adequadamente para substituir o dente em falta de forma estética. Foram feitos sulcos na superfície palatina do dente acrílico para melhorar a ligação entre a resina acrílica e a resina composta. Agora foi aplicado compósito fluido em todo o comprimento do FRC e sobre a superfície palatina do dente acrílico. A tira de FRC e o dente acrílico foram colocados em posição sobre o molde. Teve-se o cuidado de estabelecer um bom contacto entre o FRC e o dente acrílico. O FRC e o compósito fluido foram fotopolimerizados em conjunto a partir da parte palatina do molde. A oclusão foi verificada sobre o molde para remover quaisquer contactos prematuros. O aparelho foi removido do molde e foi feito um desgaste seletivo sempre que necessário. Na consulta seguinte, o aparelho foi experimentado na cavidade oral e a oclusão foi verificada quanto a contactos prematuros. Agora o aparelho foi removido e as superfícies palatinas dos dentes de cada lado do espaço edêntulo foram condicionadas com ácido. O agente de ligação foi aplicado e curado de acordo com as instruções do fabricante. Uma fina camada de compósito fluido foi também aplicada sobre as superfícies condicionadas dos dentes pilares. O aparelho foi colocado em posição e, em seguida, o compósito fluido foi polimerizado com um fotopolimerizador. [42]

MANUTENÇÃO DO ESPAÇO NA REGIÃO ANTERIOR PRIMÁRIA

O mantenedor de espaço consiste em dentes artificiais (policarbonato ou acrílico) processados num arco lingual que, por sua vez, está ligado a bandas para os molares. As bandas ou coroas de aço inoxidável são colocadas nos segundos molares decíduos. É construída uma arcada que assenta na base do cíngulo. Prepara-se um poste de fixação em arame de 0,028" e solda-se à arcada lingual no local do dente em falta. O fio do pilar deve ser colocado de forma a ficar no meio do dente de substituição quando este é colocado na arcada no modelo. O fio deve ser enrolado à volta da arcada lingual, apertado e mantido no lugar, enquanto está a ser soldado. Os dentes adjacentes devem ser cobertos com argila e folha de alumínio de espessura dupla para evitar danos durante a soldadura. Após a soldadura, o pilar é dobrado incisalmente para se adaptar à curvatura da arcada. O aparelho é removido do modelo, polido e o dente é contornado de acordo com o contorno gengival e posicionado na arcada. O corte da coroa é então efectuado neste dente e, finalmente, o dente é construído com resina composta. [48]

14.4 CONSERVADORES DE ESPAÇOS VINCULADOS

Os mantenedores de espaço concebidos com o fio ortodôntico colado com resina ao dente para controlo do espaço.

1. MANTENEDOR DE ESPAÇO FIXO SIMPLES

- Introduzido por Swaine & Wright, 1976.
- Mantenedor de espaço fixo colado ao dente do pilar.
- **Vantagens**
  - Elimina o problema de rotação do dente do pilar.
- **Modificação**
  - Mantenedor de espaço fixo combinado com SSC de face aberta.[48]

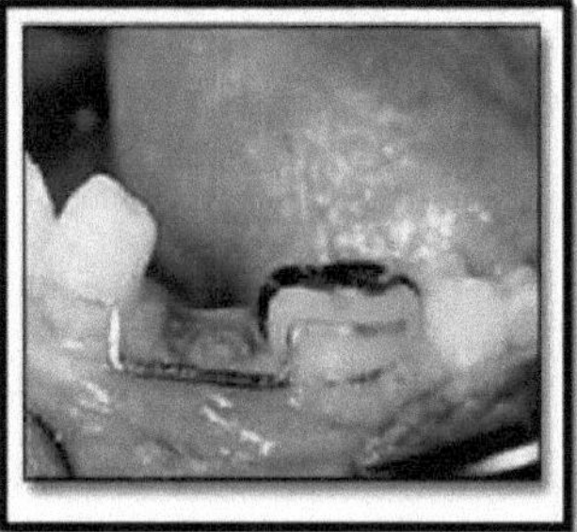

Figura 34 - Mantenedor de espaço fixo simples ligado

2. MANTENEDOR DE ESPAÇO DE LAÇO EM COMPÓSITO REFORÇADO COM FIBRA

O laço reforçado com fibras é construído utilizando um sistema de fibras de polietileno, sendo as fibras Ribbond utilizadas para formular. As fibras produzem um efeito de aumento de carga em materiais compósitos frágeis, actuando como componentes de suporte de tensão.[48]

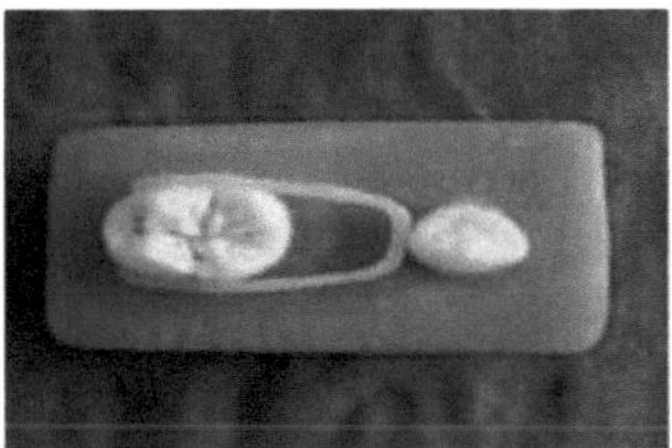

Figura 35 - Laço em compósito reforçado com fibras

- As novas talas adesivas diretamente ligadas, por exemplo, resinas compostas reforçadas com fibra de vidro (Ribbond, Everstick), têm sido utilizadas como mantenedores de espaço.
- Ribbond® (Ribbond Inc, Seattle, EUA) é um tecido de ponto leno reticulado feito de fibra de polietileno de peso molecular ultra-elevado que tem um módulo ultra-elevado. A fita de reforço ligável Ribbond® é um espetro de 215 fibras com um peso molecular muito elevado. Estas fibras têm um coeficiente de elasticidade muito elevado (117GPa), o que significa uma excelente resistência ao estiramento e à deformação. Possuem igualmente uma resistência à tração muito elevada (3GPa), resultado da sua configuração de "ponto fechado" e de uma boa adaptabilidade.
- As fibras Ribbond também se caracterizam por uma resistência ao impacto cinco vezes superior à do ferro. São translúcidas e assumem a cor da resina à qual são adicionadas. As fibras Ribbond absorvem facilmente a água devido ao tratamento "gasplasma" a que são expostas. Este tratamento reduz a tensão superficial das fibras, garantindo uma boa ligação química aos materiais

compósitos.

PROCEDIMENTO :

1. Quaisquer cáries ou restaurações antigas devem ser removidas e, quando necessário, devem ser criados sulcos perfurados ou superfícies rugosas.
2. O espaço a manter deve ser medido intra-oralmente, duas tiras de fita de reforço colável Ribbond®- THM devem ser cortadas com uma tesoura do fabricante ou com uma lâmina BP n.º 12 no comprimento adequado.
3. As fitas Ribbond® cortadas não devem ser tocadas com os dedos desprotegidos ou com luvas até que sejam humedecidas com agente de ligação de acordo com as instruções do fabricante.
4. As superfícies dentárias preparadas devem ser limpas com pedra-pomes, condicionadas com Ultraetch® 35% gel de ácido fosfórico, enxaguadas, secas ligeiramente e humedecidas com o agente de ligação PQ1® duas vezes, secas ligeiramente e fotopolimerizadas.
5. Uma camada fina de compósito fluido deve ser aplicada nas superfícies vestibulares dos dentes adjacentes.
6. A fita Ribbond® molhada tem de ser posicionada corretamente, com um instrumento arredondado para criar um contacto estreito durante o processo de cura.
7. O mesmo se repete no lado lingual.
8. O compósito fluido pode ainda ser adicionado para cobrir as fitas Ribbond® expostas e finalmente curado durante 40 segundos.
9. O acabamento final e o polimento devem ser efectuados e a oclusão deve ser verificada quanto à remoção de qualquer excesso de compósito.

14.5 NOVOS AVANÇOS

EZ SPACE MAINTAINER

- Aparelho económico e menos moroso do que os mantenedores de espaço tradicionais.
- Pode ser colado diretamente durante uma visita ao consultório.
- É mais estético, higiénico, simples e fácil de utilizar.
- Proporciona uma fácil manutenção da dimensão mesio-distal de quaisquer dentes decíduos perdidos.[48]

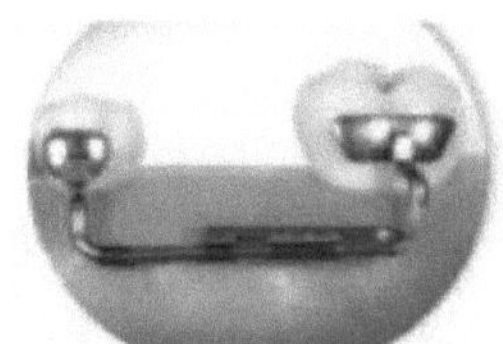

Figura36- Mantenedor do espaço Ez

APARELHO PARA APALPAR

- Fixar os dentes de substituição anteriores à estrutura de arame SS retida com bandas ou coroas no 2 molar primário.
- Este mantenedor de espaço oferece várias vantagens em termos de estética, restauração da eficiência mastigatória e da fala e prevenção do desenvolvimento de hábitos orais anormais.[48]

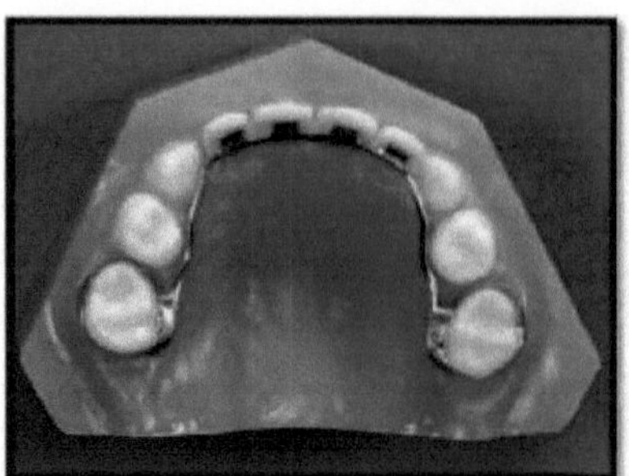

Figura 37 - Aparelho de Gropers

MANTENEDOR DE ESPAÇO PARA TUBOS E ANÉIS

- O mantenedor espacial de tubos e anéis foi concebido por Srivastava N et al. (2016)
- Consome menos tempo e não requer a recolha de impressões, procedimentos laboratoriais demorados e soldadura, como o convencional mantenedor de espaço com banda e anéis.
- Outra vantagem deste SM é que o laço pode ser facilmente rodado para cima para uma limpeza de rotina da área, ajustado/ativado enrolando ou desenrolando a hélice e mesmo removido, se necessário, sem perturbar as bandas.
- O SM "Tube and Loop" foi administrado a vários pacientes e foi considerado um aparelho fácil e confortável, com uma boa relação custo/benefício, que pode ser utilizado como uma alternativa viável ao SM convencional de banda e anéis[48]

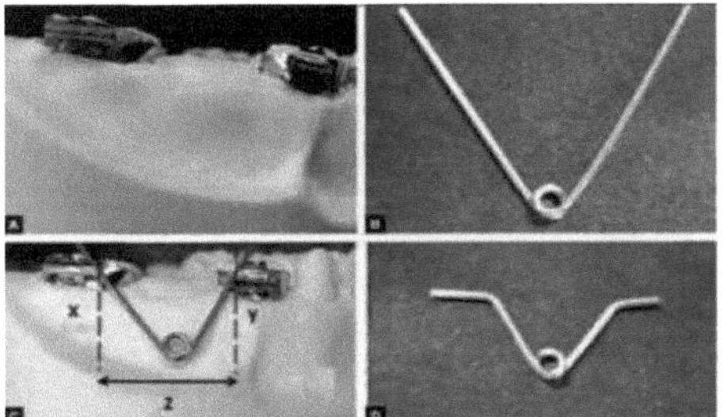
Figura 38-Mantenedor de espaço para tubos e anéis

RESINA ACRÍLICA FOTOPOLIMERIZÁVEL PARA MANUTENÇÃO DE ESPAÇOS

- As resinas acrílicas fotopolimerizáveis estão a ganhar popularidade nas aplicações dentárias. É uma opção bem estabelecida para aparelhos protéticos e ortodônticos.
- O Triad VLC é um tipo de resina acrílica fotopolimerizável; é um material colorido e composto por dimetacrilato de uretano, para além do reforço com fibras de vidro.
- Souror YR et al. (2018) apresentaram um relato de caso em que foi utilizada uma folha de cor rosa do produto LCAR Triad® VLC (Custom Tray) para construir um mantenedor de espaço.
- O estudo concluiu que os mantenedores de espaço de resina acrílica fotopolimerizável podem ser uma nova alternativa aos mantenedores de espaço tradicionalmente fixos utilizados em odontopediatria. [48]

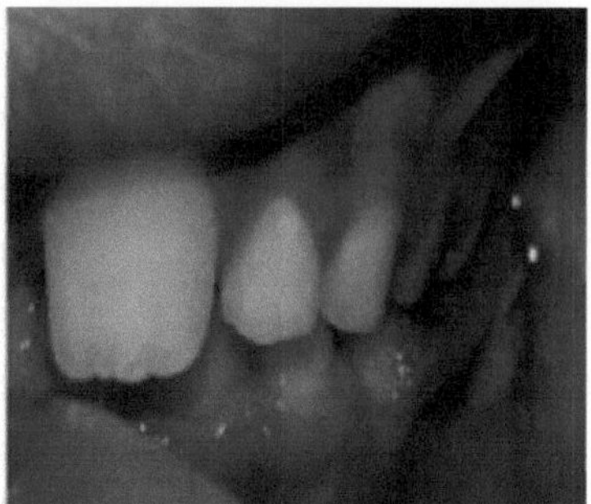

Figura 39- Mantenedor de espaço em resina acrílica fotopolimerizável

DIGITAINERS - Mantenedores do Espaço Digital[49]

- A medicina dentária adoptou o fluxo de trabalho digital na década de 1980 e tem vindo a utilizá-lo desde então. A utilização da tecnologia CAD-CAM em odontopediatria tem registado um enorme sucesso nos últimos anos.
- Uma melhor adesão dos doentes e a aceitação dos tratamentos são duas das principais vantagens.
- Existem alguns estudos de caso publicados que demonstram a eficácia das restaurações digitais em pacientes pediátricos a curto e longo prazo.
- Os mantenedores de espaço que utilizam a tecnologia CAD-CAM ou de impressão 3D com materiais modernos e biocompatíveis são designados por "Mantenedores de espaço digitais".

Materiais utilizados para o fabrico de mantenedores de espaço digital:

1. Polímero PEEK

- Os materiais feitos de poliéter-éter-cetona têm uma combinação única de fortes propriedades mecânicas e são rígidos, opacos e biocompatíveis. A resistência química, a estabilidade a altas temperaturas, a estabilidade dimensional e uma vasta gama de possibilidades de processamento são proporcionadas por este material.

- O PEEK oferece várias caraterísticas favoráveis em ortodontia, de acordo com um estudo de 2015, tornando-o um potencial candidato para utilização como um fio ortodôntico sem metal esteticamente agradável.
- A utilização do polímero PEEK para a produção de SMs CAD-CAM foi o tema de um estudo efectuado por Ierardo et al. Criaram um arco lingual, uma banda e argola e uma placa removível. Após um acompanhamento de 9 meses, tornou-se claro que os três pacientes estavam extremamente satisfeitos com os dispositivos.

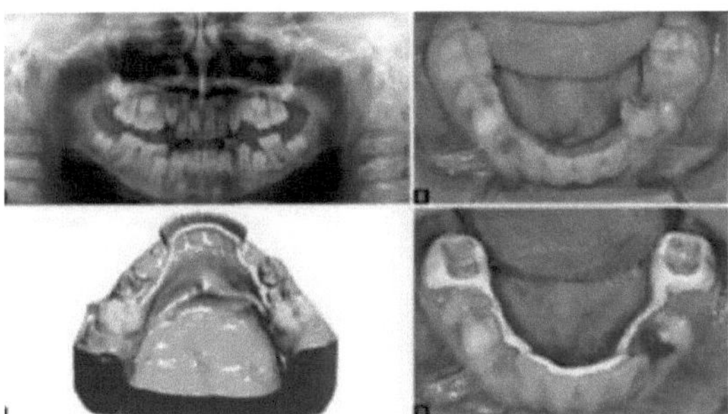

Figura 40-Polímero de espreitadela

2. **BruxZir**

- A BruxZir é três a cinco vezes mais resistente à fratura do que a zircónia padrão, com uma resistência à flexão de até 1.465 MPa.
- Este facto confere ao material uma excelente resistência ao impacto das forças mastigatórias na boca. Devido à sua expansão térmica mínima, o material manter-se-á na boca sem mudar de forma.

- O primeiro artigo publicado sobre a utilização da tecnologia digital para fabricar um SM foi publicado por Soni
- No tratamento de uma paciente de 6 anos de idade, o autor utilizou o BruxZir como material para o aparelho. Para manter o aparelho no sítio, o SM foi desenhado de forma a ser suportado tanto pelo canino como pelo segundo molar primário.
- Isto permitiu uma melhor retenção do aparelho, evitou a inclinação do dente e assegurou que as forças mastigatórias fossem distribuídas igualmente pela região do dente extraído

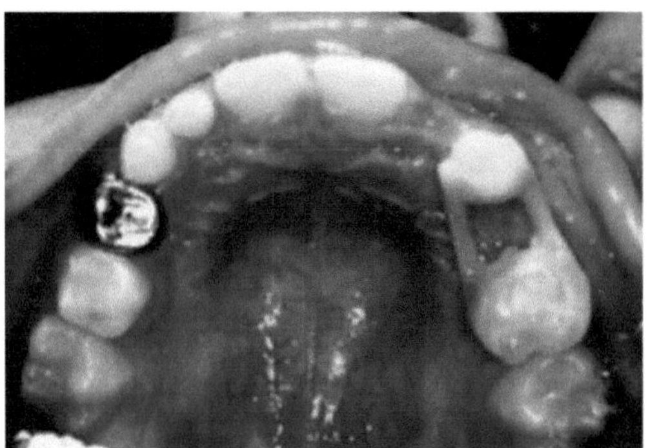

Figura 41-BruxZir

3. Trilor

- A Trilor é uma resina FRC processada por CAD/CAM. O metal e a zircónia são materiais pesados; esta alternativa biocompatível e sem metal pesa 3-5 vezes menos.
- As suas vantagens são a durabilidade, a propriedade elástica, o baixo peso, a biocompatibilidade e a possibilidade de reparação.
- Beretta et al fabricaram um arco palatino de Nance SM utilizando Trilor e

colado diretamente na superfície palatina do primeiro molar primário.

A Sirona introduziu a primeira tecnologia CAD-CAM de consultório, o sistema CEREC, que permite aos dentistas conceber e fabricar restaurações diretamente no consultório dentário

Existem três passos gerais no fluxo de trabalho de restauro digital:

(1) Digitalização da geometria do dente para captar dados digitais;

(2) Manipulação de dados digitais com um programa de software para construir o modelo de volume para o restauro; e

(3) Tecnologia de produção para transformar o modelo de volume em restauração

ORTODONTIA INTERCEPTIVA

15. PROCEDIMENTOS EM ORTODONTIA INTERCEPTIVA

- Extração em série
- Correção da mordida cruzada anterior em desenvolvimento
- Controlo dos hábitos anormais
- Interceção das relações mal esqueléticas
- Remoção de tecidos moles e barreiras ósseas
- Recuperadores de espaço

16. EXTRACÇÕES EM SÉRIE

Os procedimentos de extração em série têm sido de interesse para os dentistas há muitos anos. O termo extração em série descreve um procedimento de tratamento ortodôntico que envolve a remoção ordenada de dentes decíduos e permanentes selecionados numa sequência pré-determinada (Dewel, 1969). A extração seriada é um procedimento ortodôntico interceptativo, geralmente iniciado no início da dentição mista, quando se pode reconhecer e antecipar potenciais irregularidades no complexo dentofacial, e é corrigido por um procedimento que inclui a extração planejada de certos dentes decíduos e, mais tarde, de dentes permanentes específicos, numa sequência ordenada e num padrão predeterminado, para guiar os dentes permanentes em erupção para uma posição mais favorável. Cada diagnóstico de extração em série é baseado na promessa de que o crescimento futuro será inadequado para acomodar todos os dentes num alinhamento normal. A extração em série deve ser diagnosticada no início do período da dentição mista e é mais eficaz quando realizada em más oclusões de Classe I. [50]

DEFINIÇÃO

A extração em série pode ser definida como a remoção corretamente sincronizada de certos dentes decíduos e permanentes em casos de dentição mista com desproporção dentoalveolar, a fim de aliviar o apinhamento dos dentes incisivos; permitir que os dentes não irrompidos se orientem para posições melhores; diminuir (ou eliminar) o período de terapia com aparelhos activos[51]

- O termo extração em série foi introduzido pela primeira vez por **Kjellgren** em 1929...
- Hotz, por outro lado, referiu-se ao procedimento como **orientação da erupção.**

Este é um título melhor do que o de Kjellgren, porque implica que o conhecimento do crescimento e do desenvolvimento é necessário para orientar os dentes à medida que eles erupcionam em oclusão.

- O termo **orientação da oclusão** é ainda mais apropriado porque os clínicos estão interessados no destino final da erupção: a oclusão.[50]

INDICAÇÕES

O procedimento de extração em série é geralmente indicado quando existe uma discrepância grave entre o material dentário total e os ossos basais em pacientes com má oclusão de Classe I e com bom perfil facial. A severidade do apinhamento deve ser tal que a análise da dentição mista deve indicar uma discrepância de pelo menos 8 a 10 mm de material dentário em excesso numa arcada mandibular não mutilada. A indicação para fazer uma extração em série deve corresponder às necessidades e caraterísticas biológicas do paciente e deve cumprir os objectivos desejados. As indicações deste procedimento são as seguintes:

- Perda prematura de dentes decíduos
- Deficiência no comprimento do arco e discrepância no tamanho dos dentes
- Ausência de espaçamento fisiológico
- Erupção lingual dos incisivos laterais
- Perda unilateral do canino decíduo e desvio da linha média
- Caninos em erupção mesial aos incisivos laterais

- Desvio mesial do segmento vestibular
- Direção anormal da erupção e sequência da erupção
- Recessão gengival em incisivos deslocados labialmente

Queimadura, erupção ectópica, anquilose, etc.

- Reabsorção radicular primária anormal ou assimétrica do canino
- Incisivos maxilares e mandibulares apinhados com extrema inclinação labial
- Hábitos orais deletérios
- Má oclusão de classe I mostrando harmonia entre o sistema esquelético e muscular.

CONTRA-INDICAÇÕES

Ausência congénita/ausência dos segundos pré-molares inferiores

-Cáries extensas nos primeiros molares permanentes

-Maloclusões graves de classe II e III de origem dentária e esquelética

-Ausência congénita unilateral de dentes

- Tamanho, forma, cor anormais dos dentes, etc.

-Overjet invertido, mordida profunda, mordida aberta, rotação, mau posicionamento grosseiro, mordida cruzada, etc.

-Dentição espaçada

-Maloclusões de classe I com deficiência mínima de espaço

-Desproporção ligeira entre o comprimento da arcada e o material dentário que pode ser tratada por decapagem proximal.

VANTAGENS

- O tratamento é mais fisiológico, uma vez que envolve a orientação dos dentes para posições normais, utilizando as forças fisiológicas.

- A remoção do canino decíduo permite o alinhamento espontâneo dos incisivos apinhados, o que simplifica o tratamento posterior com aparelhos.

A extração do 1° pré-molar antes do apinhamento permite que os caninos permanentes se desloquem para o alinhamento natural sem qualquer aparelho.

- Diminui o período de terapia futura com aparelhos e o custo do tratamento.

- O trauma psicológico associado à má oclusão pode ser evitado através do tratamento da má oclusão numa idade precoce.

-É possível uma melhor higiene oral, reduzindo assim o risco de cáries.

-A saúde dos tecidos de revestimento é preservada.

-É indicado um período de retenção mais curto aquando da conclusão do tratamento.

DESVANTAGENS

-Este procedimento não pode ser aplicado em casos de má oclusão de Classe II e III. É evitado na Classe II divisão 2. A extração em série pode provocar um aumento da sobremordida.

-Trauma psicológico: É desagradável para uma criança ter quatro dentes extraídos de cada vez ou em três ou quatro ocasiões.

-Se as extracções forem efectuadas demasiado cedo, isto resulta na perda de espaço ou na erupção tardia dos sucessores permanentes.

-Os caninos permanentes inferiores podem irromper antes do 1st pré-molar para o espaço de extração do primeiro molar decíduo, impactando o pré-molar e dificultando a sua remoção.

-É muito frequente os pacientes necessitarem de tratamento com aparelhos.

-Não existe uma abordagem única que possa ser aplicada universalmente a todos os doentes. Cada doente tem de ser avaliado e tem de ser planeado um calendário de extração adequado.

-O tempo de tratamento é prolongado, uma vez que o tratamento é efectuado por fases, ao longo de 2 a 3 anos.

-Requer que o doente visite o dentista com frequência, pelo que é necessária a cooperação do doente.

-À medida que se criam espaços de extração que se fecham gradualmente, o paciente tem tendência para desenvolver o impulso da língua.

- Pode existir um espaço entre o canino e o 2nd pré-molar. [52]

PRINCIPAIS BENEFÍCIOS DA ORIENTAÇÃO PARA A EXTRACÇÃO

- Movimento e alinhamento induzidos naturalmente
- Melhoria da saúde dos tecidos de revestimento
- Melhoria do estado psicológico e da adesão do doente
- Redução da carga de trabalho total e do esforço de tratamento
- Menos danos iatrogénicos potenciais.
- Melhor higiene oral
- Resultados mais estáveis[53]

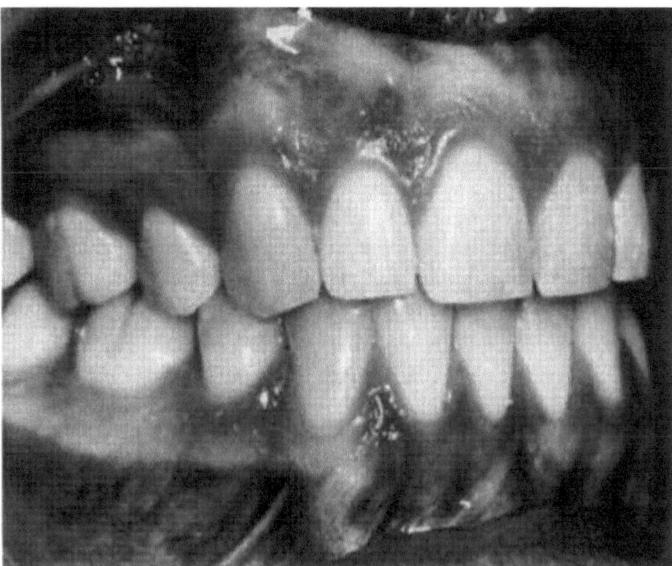

Figura 42-Dentição decídua

PRÉ-REQUISITOS DA EXTRACÇÃO EM SÉRIE:

Exame e consulta

Registos de diagnóstico.

a) Radiografias IOPA/Panorâmicas.

b) Radiografia cefalométrica.

c) Fotografia facial.

d) Modelo de estudo.

- Análise facial proporcional
- Avaliação do desenvolvimento dentário
- Análise do espaço total
- Análise da idade dentária[53]

16.1 TÉCNICA DE TWEED PARA EXTRACÇÃO EM SÉRIE

T weed em 1966 propôs esta sequência de extração. Aproximadamente aos 8 anos de idade, todos os primeiros molares decíduos são extraídos. A menos que haja um envolvimento doentio dos tecidos moles em torno dos incisivos inferiores, ou incisivos superiores bloqueados, é preferível manter o canino decíduo para retardar a erupção dos caninos permanentes. Após 4 a 10 meses da extração, o 1º dente pré-molar já erupcionou até ao nível da gengiva. Nesta altura, todos os quatro dentes pré-molares em erupção são removidos juntamente com os quatro caninos decíduos. Se isto for feito pelo menos 4 a 6 meses antes da erupção das cúspides permanentes, estas erupcionam e migram posteriormente para uma boa posição. As irregularidades dos incisivos inferiores corrigem-se a si próprias. ()[54]

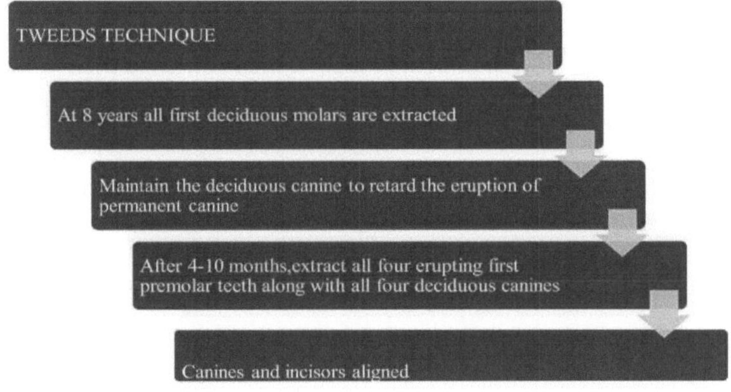

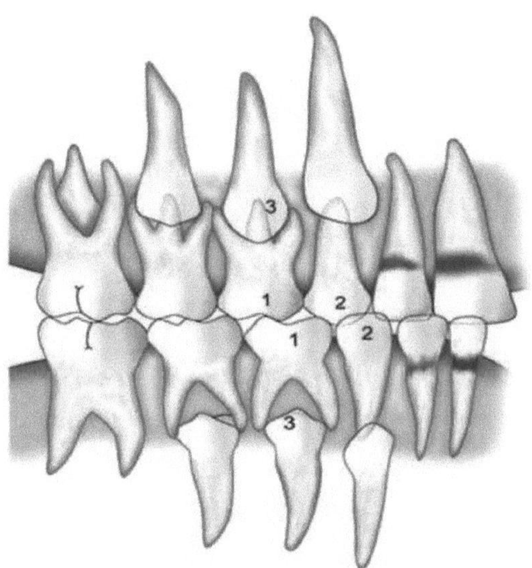

Figura 43 - Extração em série de ervas daninhas

16.2 MÉTODO DEWEL

Dewel propôs um procedimento de extração em série em 3 etapas. Na primeira etapa, os caninos decíduos são extraídos para criar espaço para o alinhamento dos incisivos. Este passo é efectuado aos 8 ou 9 anos de idade. Um ano mais tarde, são extraídos os primeiros molares decíduos para acelerar a erupção dos primeiros pré-molares. Segue-se a extração dos primeiros pré-molares em erupção para permitir a erupção dos caninos permanentes no seu lugar. Em alguns casos, segue-se uma técnica de Dewel modificada, em que os primeiros pré-molares são enucleados na altura da extração dos primeiros molares decíduos. Isso é frequentemente necessário na arcada mandibular, onde os caninos frequentemente irrompem antes dos primeiros pré-molares. 54

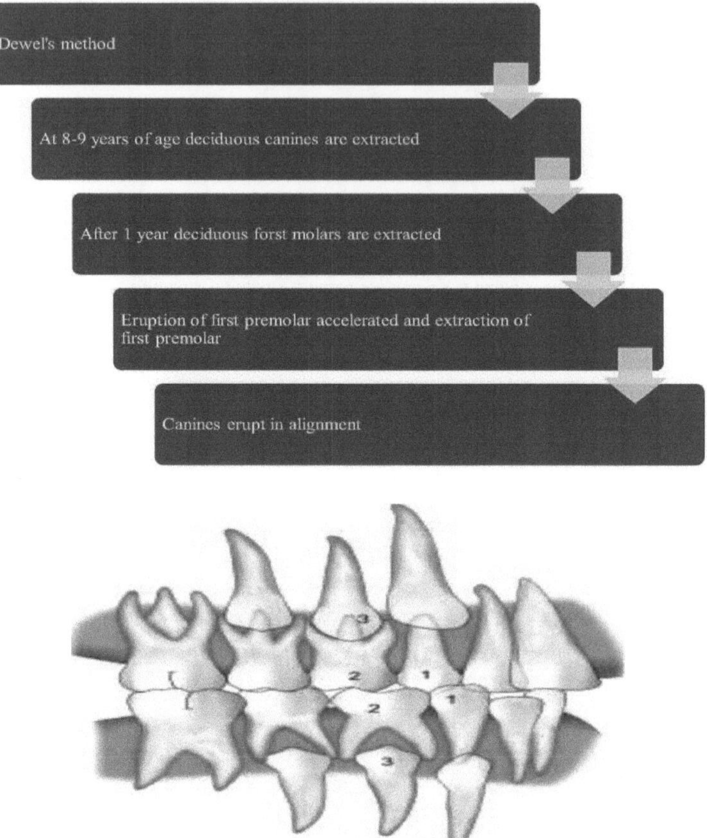

Figura 44 - Extração em série de degraus

16.3 MÉTODO NANCE

Esta técnica é semelhante à técnica de Tweed e envolve a extração dos primeiros molares decíduos, seguida da extração dos primeiros pré-molares e dos caninos decíduos.()[54]

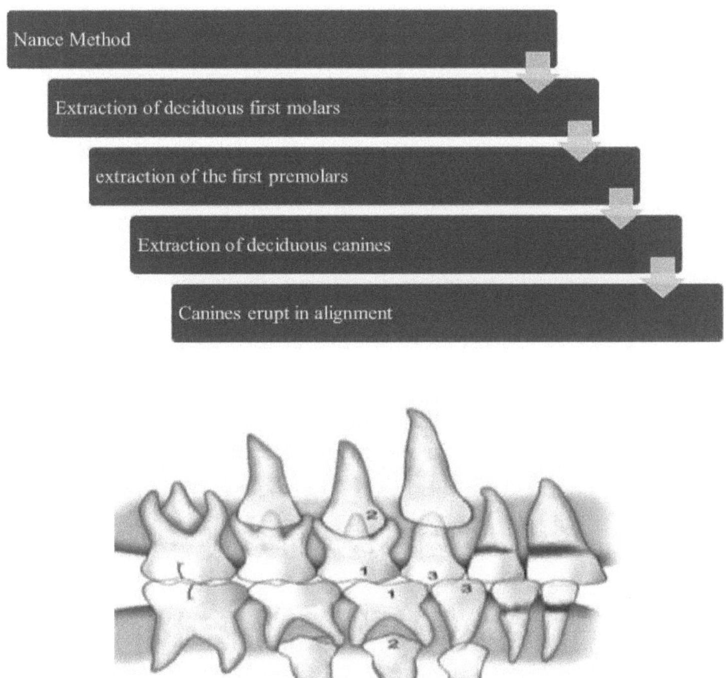

Figura 45 - Extração em série da lança

16.4 MÉTODO MOYER

Indicado quando se observa apinhamento na região dos incisivos centrais. Em primeiro lugar, procede-se à extração de todos os incisivos laterais decíduos para ajudar no alinhamento dos incisivos centrais. Segue-se a extração de todos os caninos decíduos após 7 a 8 meses para dar espaço aos incisivos laterais. Depois disto, procede-se à extração de todos os primeiros molares decíduos para estimular a erupção dos primeiros pré-molares. A última sequência consiste em extrair os primeiros pré-molares após 7 a 8 meses, o que não só proporciona espaço para os caninos como também estimula a sua erupção. ()[54]

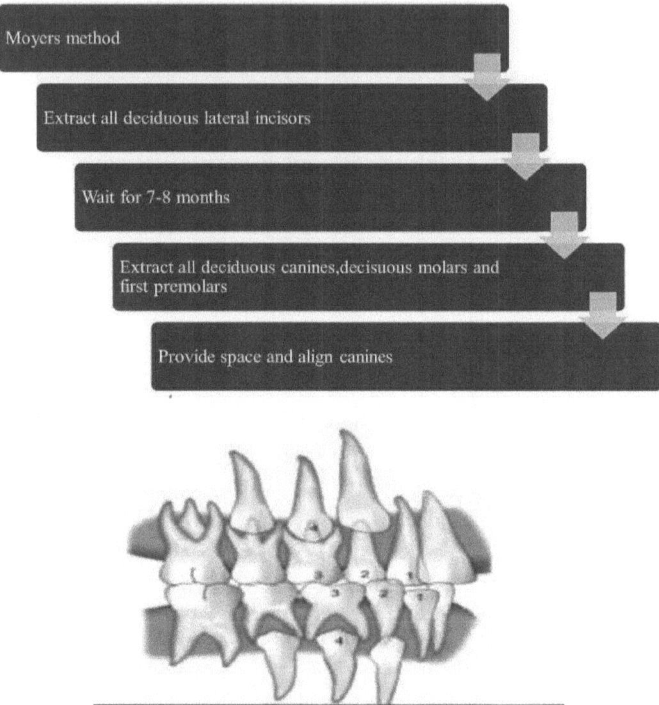

Figura 46 - Extração em série de Moysés

17. CORRECÇÃO DA MORDIDA CRUZADA ANTERIOR EM DESENVOLVIMENTO

• A mordida cruzada anterior é uma condição em que um ou mais dentes anteriores do maxilar estão em relação lingual com os dentes mandibulares.

• As mordidas cruzadas anteriores devem ser interceptadas e tratadas numa fase precoce, porque se trata de uma condição autoperpetuante que, se não for tratada precocemente, tem o potencial de se transformar em má oclusão esquelética e pode, numa fase posterior, exigir um tratamento ortodôntico de grande envergadura combinado com procedimentos cirúrgicos. Existem três tipos: mordida cruzada anterior dento-alveolar, funcional e esquelética. Mordida cruzada anterior dentoalveolar

• Este tipo manifesta-se frequentemente como mordida cruzada de um só dente e ocorre geralmente devido à retenção excessiva de dentes decíduos.

• Se houver espaço suficiente para o dente em mordida cruzada ser movido para a sua posição correta, o dente pode ser guiado com a ajuda da lâmina de língua. A utilização adequada da lâmina de língua durante uma ou duas horas por dia, durante 10 a 14 dias, é suficiente para desviar o dente em erupção lingual para uma relação correta

• Também pode ser interceptada através do aparelho de Catalan e molas duplas em cantilever com placa de mordida posterior para abertura da mordida. Um aparelho removível deste tipo requer um uso quase a tempo inteiro para ser eficaz e eficiente.

• Também é possível inclinar os incisivos superiores para frente com um aparelho 2 × 4 (2 bandas molares, 4 braquetes incisivos colados) e mecanoterapia fixa. Esta pode ser a melhor escolha para um paciente de dentição mista um pouco mais velho, com apinhamento, rotações e mais dentes permanentes em mordida cruzada

Mordida cruzada anterior funcional

- A presença de prematuridades oclusais desvia a mandíbula para um caminho de fechamento mais anterior. Portanto, este tipo de mordida cruzada resulta do deslocamento funcional da mandíbula.

- Estas são normalmente observadas no tipo de má oclusão pseudo Classe III e são tratadas eliminando as prematuridades oclusais.

Mordida cruzada anterior esquelética

- Isto ocorre devido a discrepâncias esqueléticas no crescimento da maxila ou da mandíbula.

- Este tipo de mordida cruzada envolve normalmente todo o segmento em vez de um ou dois dentes.

- Pode dever-se a um retrognatismo maxilar ou a um prognatismo mandibular ou a ambos.

- Este tipo de mordida cruzada é melhor intercetado pela modificação do crescimento utilizando aparelhos miofuncionais ou ortopédicos. [55]

18. CONTROLO DOS HÁBITOS ANORMAIS

CLASSIFICAÇÃO DOS HÁBITOS

Hábitos úteis e nocivos (James-1923)

Os hábitos úteis devem incluir todos os hábitos de função normal, tais como a posição correta da língua, a respiração adequada e a deglutição.

Hábitos nocivos todos aqueles que exercem uma tensão perversa sobre os dentes e as arcadas dentárias, por exemplo, a respiração bucal

Hábitos Compulsivos e Não-Compulsivos (Finn-1987)

Hábito compulsivo Adquirido como uma fixação na criança, ao ponto de ela se retirar para a prática sempre que a sua segurança é ameaçada.

Hábito não-compulsivo As crianças parecem sofrer uma modificação contínua do comportamento, o que lhes permite libertar certos padrões de hábitos indesejáveis e formar novos que são socialmente aceites.

Hábito primário e hábitos secundários O hábito secundário é um hábito que se deve a um problema suplementar, por exemplo, uma língua grande provoca o hábito de empurrar a língua.

Hábitos com significado e hábitos vazios (Klein-1971)

Hábito significativo Hábito com um problema psicológico profundamente enraizado.

Hábito vazio Hábito insignificante que pode ser facilmente tratado por um dentista utilizando a terapia de recordação.

Hábitos normais e anormais

Hábitos normais Os hábitos que são considerados normais pelas crianças de uma determinada faixa etária.

Hábitos anómalos Os hábitos que são prosseguidos após o seu período fisiológico de cessação.

Hábitos fisiológicos e patológicos

Hábitos fisiológicos Os hábitos fisiológicos são aqueles que são necessários para o fracionamento fisiológico normal, por exemplo, a respiração nasal, a sucção durante a infância.

Hábitos patológicos Hábitos que são perseguidos devido a razões patológicas, como adenóides e defeitos do septo nasal que podem levar à respiração bucal.

Hábitos mantidos e cultivados

Hábito retido Aqueles que são transportados da infância para a idade adulta.

Hábito Cultivado Os hábitos cultivados durante a vida sócio-ativa de um indivíduo. ( )[52]

18.1 Chupar o polegar

Teorias e conceitos da sucção do polegar

Teoria Freudiana Clássica (Sigmund Freud - 1919) A teoria psicanalítica propôs que uma criança passa por várias fases distintas de desenvolvimento psicológico. Na fase oral, acredita-se que a boca é a zona erógena. Durante esta fase, a criança leva tudo e mais alguma coisa para a cavidade oral. Acredita-se que qualquer tipo de privação desta atividade irá provavelmente causar um indivíduo emocionalmente inseguro.

Teoria do impulso oral (Sears e Wise-1982) Sugerem que a força do impulso oral é, em parte, uma função do tempo que a criança continua a alimentar-se através da sucção. Não é a frustração do desmame que produz a sucção do polegar, mas, de facto, é a amamentação prolongada que a provoca.

Reflexo de enraizamento (Benjamin-1962) O reflexo de enraizamento é o movimento da cabeça e da língua do bebé em direção a um objeto que toca as suas bochechas. Benjamin sugeriu que a sucção do polegar resulta dos reflexos de enraizamento e colocação comuns a todos os bebés mamíferos durante os primeiros 3 meses de vida.

Reflexo de sucção (Ergel-1962) O processo de sucção é um reflexo que ocorre na fase oral do desenvolvimento e é observado mesmo às 29 semanas de vida intra-uterina, podendo desaparecer durante o crescimento normal entre as idades de 1 a 3 anos e meio. É a primeira atividade muscular coordenada do bebé. Os bebés que são impedidos de mamar devido a doenças ou outros factores tornam-se inquietos e irritáveis. Esta privação pode motivar o bebé a chupar o polegar e o dedo para obter gratificação adicional.

Teoria da Aprendizagem (Davidson-1967) Esta teoria defende que a sucção não-nutritiva resulta de uma resposta adaptativa. O bebé associa a sucção a sentimentos como o prazer e a fome e recorda estes acontecimentos chupando os objectos adequados disponíveis, que são principalmente o polegar ou o dedo. (53)

Factores etiológicos associados à sucção do polegar

- Estatuto socioeconómico

Num estatuto socioeconómico elevado, a mãe está em melhores condições para alimentar o bebé e, em pouco tempo, a fome do bebé é satisfeita. Já no grupo socioeconómico baixo, a mãe não consegue fornecer leite materno suficiente ao bebé, pelo que este acaba por mamar intensamente durante muito tempo, esgotando assim o seu desejo de sucção. Esta teoria explica o aumento da incidência da sucção do polegar nas zonas industrializadas, em comparação com as zonas rurais.

- Mãe trabalhadora

O hábito de sucção é comummente observado em crianças com pais que trabalham, porque essas crianças são criadas nas mãos de quem cuida delas e desenvolvem sentimentos de insegurança.

- Número de irmãos

O desenvolvimento deste hábito pode estar relacionado com o número de irmãos, porque quanto mais aumenta o número de irmãos, mais dividida fica a atenção dada pelos pais à criança. Uma criança que se sinta negligenciada pelos pais pode tentar compensar os seus sentimentos de insegurança através deste hábito.

- Ordem de nascimento da criança

Quanto mais avançado for o grau de parentesco na família, maior é a probabilidade de ter um hábito oral.

➢ Ajustamento social e stress

A sucção do dígito também foi proposta como um comportamento de base emocional.

> Idade da criança

O tempo de aparecimento do hábito de sucção dos dígitos tem significado.

• No recém-nascido: As inseguranças estão relacionadas com exigências primitivas como a fome

• Durante as primeiras semanas de vida: Relacionado com problemas de alimentação

• Durante a erupção dos dentes decíduos: Pode ser utilizado para aliviar a dentição ([54])

Gestão

A estratégia de controlo da sucção do polegar deve ser iniciada quando a criança apresenta sinais do hábito ou quando se descobre uma tendência familiar para o hábito.

Tratamento preventivo (Hughes, 1941) Em primeiro lugar, dê de comer à criança sempre que ela tiver fome e deixe-a comer o que quiser.

Em segundo lugar, alimentar a criança de forma natural; a importância da amamentação é, em primeiro lugar, psicológica e, em segundo lugar, nutritiva.

Em terceiro lugar, nunca deixar que o hábito se inicie, a prática deve ser interrompida logo no seu início.

Utilização de uma chupeta/chupeta: Incentivar o bebé a chupar uma chupeta em vez do polegar pode evitar que ele adquira o hábito. Terapia psicológica: Deve evitar-se chatear, ralhar ou assustar a criança, pois isso pode causar negativismo e fazer com que ela recorra ao hábito. Hipótese β ou hipótese de Dunlop: Acreditava que se um sujeito pudesse ser forçado a concentrar-se na realização do ato no momento em que o pratica, poderia aprender a deixar de o realizar. A repetição forçada e intencional de um hábito acaba por se associar a reacções desagradáveis e o hábito é abandonado. Deve pedir-se à criança que se sente em frente ao espelho e que se observe a si própria enquanto pratica o hábito.

Seis passos para a cessação do hábito (Larson e Johnson)

Etapa 1: Rastreio da componente psicológica.

Passo 2: Consciencialização dos hábitos.

Etapa 3: Inversão do hábito com uma resposta concorrente

Passo 4: Atenção à resposta.

Etapa 5: DRO escalonado (reforço diferencial de outros comportamentos).

Etapa 6: DRO escalonado com repreensões. (Consiste em segurar a criança, estabelecer contacto visual e admoestá-la com firmeza para que pare com o hábito.

Sistema de Três Alarmes: (Norton e Gellin-1968) Uma tabela é desenhada com os dias da semana e espaços em branco. Quando a criança se envolve no seu hábito, é-lhe dito para envolver o dígito que chupa com fitas adesivas grossas. A criança sente a fita adesiva na boca, o que constitui o primeiro alarme e lembra-a de que deve parar com o hábito. O cotovelo do braço com o polegar que está a chuchar é enrolado firmemente numa ligadura elástica de duas polegadas. São colocados alfinetes de segurança nas extremidades proximal e distal da ligadura e um alfinete de segurança é colocado longitudinalmente na extremidade mesial do cotovelo e, quando a criança volta a chuchar no polegar, o alfinete fechado na extremidade medial do cotovelo, batendo ligeiramente no cotovelo, indica o segundo alarme. Se o hábito persistir, a ligadura é apertada, o que constitui o último ou terceiro alarme, que lembrará definitivamente a criança do hábito.

Tratamento químico

É o método menos eficaz. Para pôr termo a esta prática, têm sido utilizados produtos químicos amargos e azedos, mas com um sucesso muito reduzido, por exemplo, quinino, asafetida, pimenta, óleo de rícino, etc. Atualmente, estão a ser comercializadas novas soluções contra a sucção do polegar, como o femite, o thumbup e o antithumb, mas também tiveram um sucesso muito moderado

Terapia mecânica ou terapia de recordação Abordagem extra-oral: Restrições mecânicas aplicadas à mão e aos dedos, como talas, fitas adesivas. A proteção do polegar é o aparelho extra-oral mais eficaz para o controlo do hábito.

Abordagem intra-oral: Os primeiros anos de vida, que culminam no período edípico aos 5 anos de idade, são psicologicamente inadequados para esta abordagem, pelo que a altura ideal para a colocação do aparelho é entre os 3 e os 4 anos e meio de idade, de preferência durante a primavera ou o verão, quando a saúde da criança está no seu auge e os desejos de sucção podem ser sublimados em brincadeiras ao ar livre e actividades sociais. São recomendados os seguintes aparelhos

- Berço palatino amovível ou fixo: Quebra a força de sucção do dígito no segmento anterior, relembra o paciente do seu hábito e torna-o não realizável.

- Ecrã oral: O ecrã oral é um aparelho funcional introduzido por Newell em 1912. Produz os seus efeitos redireccionando a pressão da cortina muscular e dos tecidos moles das bochechas e dos lábios. Impede a criança de colocar o polegar ou o dedo na cavidade oral durante o sono.

- Ancinhos de feno: Mack (1951) defendeu a utilização de um aparelho dentário em crianças com mais de 3 anos e meio de idade que chupavam persistentemente o dedo. O aparelho foi chamado de ancinho de feno, pois foi concebido com uma série de linhas semelhantes a uma cerca que impediam a sucção.

- Aparelho de relva azul: Desenvolvido por Bruce S Haskell (1991). Trata-se de um aparelho fixo que utiliza um rolo de Teflon, juntamente com um reforço positivo. Utilizado para controlar o hábito de chupar o dedo em crianças entre os 7 e os 13 anos de idade. O paciente acredita que adquiriu um brinquedo novo

- Quad helix: O quad helix é um aparelho fixo utilizado para expandir a arcada maxilar constrita. As hélices do aparelho servem para lembrar a criança de não colocar o dedo na boca.

- Aparelho de relva azul modificado: Trata-se de uma modificação do aparelho original, com a diferença de que este tem dois rolos de cores e materiais diferentes em vez de um. Se o doente tentar chupar o polegar, a sucção não será criada e o polegar escorregará dos rolos, quebrando assim o ato. [55]

18.2 LÍNGUA A EMPURRAR

O impulso da língua é o mais controverso de todos os hábitos orais. Existe uma grande variedade de atitudes e opiniões entre vários autores no que respeita ao diagnóstico e ao efeito do impulso da língua.

Tulley (1969) definiu o impulso da língua como o movimento para a frente da ponta da língua entre os dentes para se encontrar com o lábio inferior durante a deglutição e nos sons da fala, de modo a que a língua fique interdentalmente

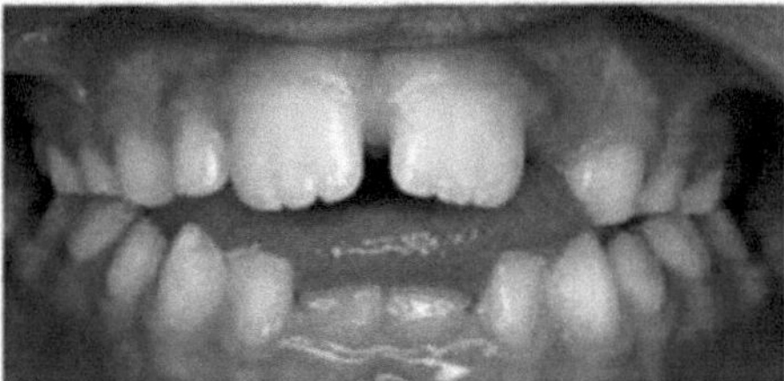

Figura 47 - Impulso da língua

Classificação do impulso da língua

- Fisiológico: Compreende a deglutição normal da língua na infância.

- Habitual: A deglutição com impulso da língua está presente como um hábito, mesmo após a correção da má oclusão. - Funcional: O mecanismo de tração da língua é um comportamento adaptativo desenvolvido para conseguir o selamento oral.

- Anatómica: As pessoas que têm a língua aumentada podem ter uma postura anterior

da língua. ()[56]

Etiologia da língua empurrada

• Influência genética: Existe uma complexidade de factores que podem predispor uma criança para este hábito, como uma arcada palatina extremamente alta e estreita, um desequilíbrio entre o número e o tamanho dos dentes e o tamanho da cavidade oral.

• Chuchar no polegar: Este ato deprime a língua e mantém os dentes afastados, pelo que se pode suspeitar que também induz um mau funcionamento da língua durante a deglutição.

• Dentição mista: Quando uma criança perde dentes decíduos, especialmente um canino ou um incisivo, a língua sobressai frequentemente para o espaço em repouso, durante a fala e a atividade de deglutição.

• Tendência para o preenchimento de espaços: Qualquer espaço à volta das arcadas dentárias não ocupado por dentes tende a ser preenchido pela língua, em parte devido a excursões exploratórias e em parte para impedir a saída de alimentos durante a deglutição.

• Alergias: As alergias que afectam o trato respiratório superior provocam os seus efeitos nas amígdalas e na adenoide, levando à respiração bucal e ao impulso da língua.

• Macroglossia e microglossia: Nestas situações, a língua é inadequada para preencher o espaço oral, resultando num impulso para a frente.

• Dieta mole: A frouxidão oral é encorajada com o consequente subdesenvolvimento dos músculos orofaciais.

• Trauma oral: Quando uma condição traumática persiste durante um período de tempo suficiente, os seus efeitos podem causar alterações no padrão de deglutição.

• Hábitos de sono: Alguns doentes que dormem de costas numa almofada baixa ou com a boca aberta, a língua repousa no arco mandibular e move-se para a frente contra os dentes durante a deglutição. ()[57]

Considerações sobre o tratamento

O hábito de empurrar a língua geralmente se auto corrige aos 8 ou 9 anos de idade, quando os dentes permanentes erupcionam. Se o impulso da língua estiver associado a outros hábitos, então o hábito associado deve ser tratado primeiro. Cayley AS et al. realizaram um estudo clínico prospetivo e avaliaram o efeito da terapia de reeducação da língua na função da língua e na forma dentofacial em pacientes com mordida aberta anterior, utilizando electropalatografia e radiografias cefalométricas laterais da cabeça. Concluiu que havia alguma evidência de uma tendência para a erupção dos incisivos superiores e inferiores com redução concomitante da mordida aberta anterior e sugeriu que a terapia foi parcialmente bem sucedida na melhoria da função da língua durante a deglutição e na redução da mordida aberta anterior.

Terapia miofuncional

Garliader propôs este método em que o doente pode ser orientado relativamente à postura correta da língua durante a deglutição através de vários exercícios, como pedir à criança para colocar a ponta da língua na zona das rugas durante 5 minutos e depois pedir-lhe para engolir.

Elásticos ortodônticos

A ponta da língua é mantida contra o palato utilizando um elástico ortodôntico de 5/16" e uma gota de fruta sem açúcar.

Exercício de rebuçado de limão

Em vez do elástico, coloca-se um rebuçado de limão na ponta da língua. Pede-se ao paciente que segure o rebuçado contra o palato pela ponta da língua e depois pede-se à criança que engula.

Exercício 4S

Isto inclui identificar o ponto, salivar, apertar o ponto e engolir. Utilizando a língua, identifica-se o local, pressiona-se a ponta da língua contra esse local e pede-se à criança que engula mantendo a língua no mesmo local.

Outros exercícios

Pede-se à criança que faça uma série de exercícios, como assobiar, contar de 60 a 69, gargarejar, bocejar, etc., para tonificar os respectivos músculos.

Exercícios para os lábios

Exercício de puxar o cabo de guerra e o botão: Um cordel é atado a dois botões, um dos botões é colocado entre os lábios do doente enquanto o outro é segurado pelo doente do lado de fora. O botão exterior é puxado para fora e, ao mesmo tempo, o botão interior resiste às forças, fortalecendo assim os lábios em ambos os aspectos.

Terapia do subconsciente

Uma vez adquirido o padrão voluntário de deglutição, o doente passa à terapia subconsciente, ou seja, à terapia subliminar, na qual se pede ao doente que coloque um sinal de lembrete ou uma sugestão automática que exige que o doente dê instruções a si próprio, como repetir 6 vezes "Vou engolir corretamente toda a noite" - durante 10 noites.

Mecanoterapia

Podem ser fabricados aparelhos fixos e amovíveis. O aparelho reeduca a língua de modo a que o dorso da língua se aproxime da abóbada palatina e a ponta da língua contacte as rugas palatinas durante a deglutição.

Alguns dos aparelhos que podem ser utilizados para evitar o impulso da língua são:

- Formador de pré-ortodontia
- Modificações do aparelho de Hawley
- Berço da língua e ecrã oral[58]

18.3 RESPIRAÇÃO BUCAL

Sassouni (1971) definiu a respiração bucal como a respiração habitual pela boca em vez do nariz Classificação da respiração bucal dada por Finn em 1987

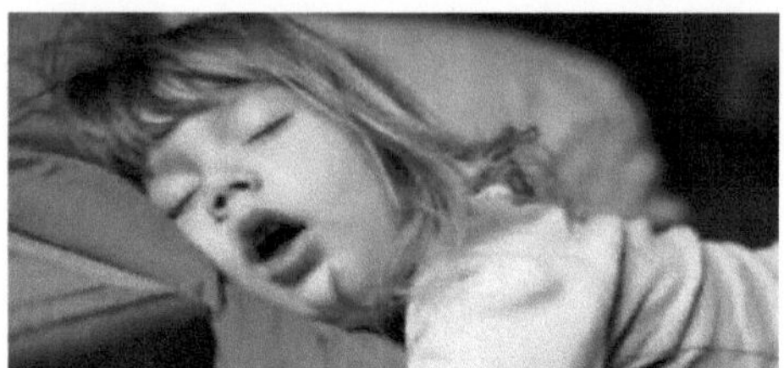

Figura 48 - Respiração pela boca

- Obstrutiva: Aumento da resistência ou obstrução completa do fluxo de ar normal através da passagem nasal.

- Habitual: Por uma questão de hábito ou persistência do hábito mesmo após a eliminação da causa obstrutiva.

• Anatómica: O lábio superior curto leva à incompetência dos lábios e, consequentemente, à respiração pela boca.

Etiologia

• Anomalias de desenvolvimento e morfológicas, como o desenvolvimento anormal da cavidade nasal, dos cornetos nasais e do lábio superior curto.

• Obstrução parcial devido a desvio do septo nasal, tumores benignos localizados.

• Infeção e inflamação da mucosa nasal, estomatite alérgica crónica, rinite atrófica crónica, adenóides e amígdalas aumentadas, pólipos nasais.

• Lesões traumáticas da cavidade nasal.

- Padrão genético - as crianças rectomorfas com um tipo genético de face e nasofaringe afiladas são propensas à obstrução nasal.

Tratamento

O principal aspeto do tratamento de um doente que respira pela boca é tratar e eliminar a causa subjacente ou a patologia que criou o hábito. A isto deve seguir-se um tratamento sintomático.

Outros procedimentos e aparelhos que podem ser utilizados são:

- Exercícios de respiração profunda
- Exercícios labiais 15 a 30 min/dia durante 4 a 5 meses
- Rastreio oral[59]

18.4 BRUXISMO

Ramfjord, em 1966, definiu o bruxismo como o ranger habitual dos dentes quando um indivíduo não está a mastigar.

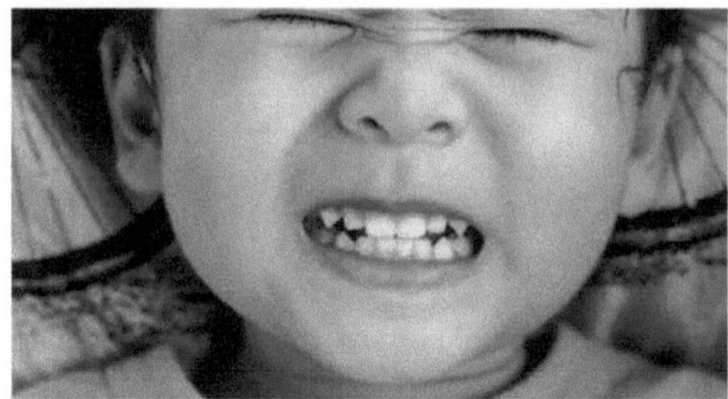

Figura 49-bruxismo

Classificação

• Durante o dia: Bruxismo diurno/Bruxomania. Pode ser consciente ou subconsciente e pode ocorrer juntamente com hábitos para-funcionais.

• Bruxismo noturno: bruxismo noturno. Ranger de dentes subconsciente caracterizado por padrões rítmicos do masseter.

Etiologia

• Sistema nervoso central: Pode ser uma manifestação de lesões corticais, por exemplo, em crianças com paralisia cerebral

• Factores psicológicos: A tendência para ranger os dentes tem sido associada a sentimentos de raiva e agressividade ou a uma manifestação da incapacidade de exprimir emoções como a ansiedade e o ódio.

• Discrepâncias oclusais.

• Genética.

• Factores sistémicos: Deficiência de magnésio, sofrimento abdominal crónico, parasitas intestinais.

- Factores profissionais: Os estudantes demasiado entusiastas e os super-realizadores compulsivos também podem desenvolver o hábito.

Manifestações clínicas

Os sinais e sintomas do bruxismo dependem da frequência, intensidade e idade do doente. As forças do bruxismo são transmitidas às estruturas do aparelho mastigatório e, dependendo da resistência do indivíduo, uma certa quantidade de forças é absorvida e o resto é transmitido a outras estruturas.

- Traumatismo oclusal: Inclui dor de dentes, mobilidade, principalmente de manhã.

- Estrutura do dente: Sensibilidade extrema devido à perda de esmalte, facetas de desgaste atípicas, a polpa pode estar exposta e também podem ocorrer muitos dentes fracturados.

- Musculares: Sensibilidade dos músculos da mandíbula à palpação, fadiga muscular ao acordar de manhã, hipertrofia do masseter.

- Articulação temporomandibular: Dor, crepitação, estalidos na articulação, restrição dos movimentos mandibulares.

- Caraterísticas associadas: Dor de cabeça.

Tratamento

- Ajustes oclusais de quaisquer contactos prematuros

- Talas oclusais/protectores noturnos

- Tratamento de restauração

- Treino de relaxamento

- Fisioterapia

- Medicamentos: Injecções de anestésicos locais, tranquilizantes, relaxantes musculares

- Biofeedback

- Método elétrico: Estimulação electrogalvânica para relaxamento muscular

- Acupunctura e correção ortodôntica[59]

18,5 MORDER OS LÁBIOS

A anatomia e a função normais dos lábios são importantes para falar, comer e manter uma oclusão equilibrada. O hábito labial pode envolver qualquer um dos lábios, com maior predominância para o lábio inferior. É definido como um hábito que envolve a manipulação dos lábios e das estruturas periorais.

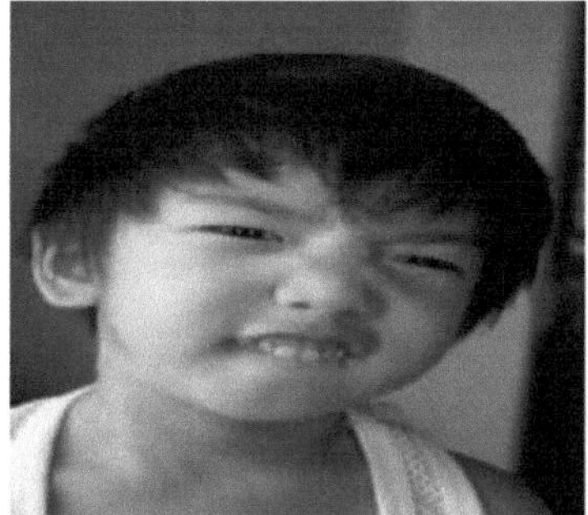

Figura 50- Morder os lábios

Classificação

- Lamber os lábios/Molhar os lábios com a língua
- Hábito de chupar os lábios: Puxar os lábios para dentro da boca entre os dentes

Etiologia

- Maloclusão
- Em conjunto com outros hábitos e stress emocional

Manifestações clínicas

- Protrusão dos incisivos superiores
- Retrusão dos incisivos inferiores
- Armadilha para lábios
- Desequilíbrio muscular
- Colapso do incisivo inferior com apinhamento lingual.

- O lábio tem uma área avermelhada e gretada abaixo do bordo vermelhão
- O sulco mentolabial torna-se acentuado.

Tratamento

O hábito labial não se auto-corrige e pode tornar-se mais prejudicial com a idade devido à força muscular que interage

O crescimento da criança com o protetor labial. O tratamento do hábito de sucção labial deve ser dirigido inicialmente para a etiologia, seguido de terapia com aparelhos como o protetor labial

ecrã oral e para-choques labial[60]

18.4 MORDEDURA DE UNHAS

Roer as unhas é um dos hábitos mais comuns em crianças e adultos. É um sinal de tensão interna. Segundo Weschsher (1931), a incidência é de 43% nos adolescentes e de 25% nos estudantes universitários

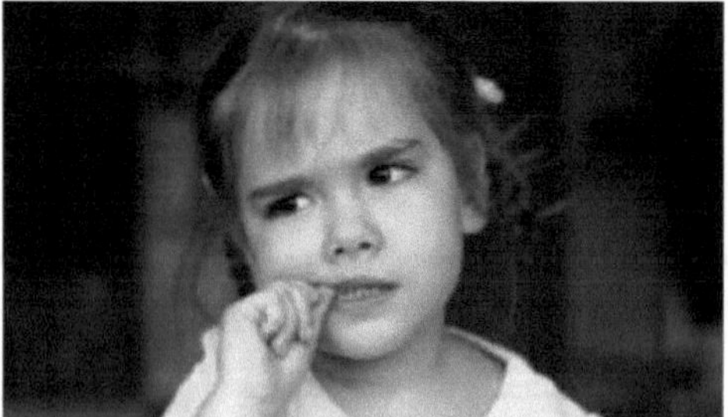

Figura 51 - Mordedura de unhas

Etiologia

- Insegurança
- Sucessor psicossomático da sucção do polegar
- Tensão nervosa.

Efeitos

- Encolhimento, rotação e alteração dos bordos incisais dos incisivos.
- Inflamação do leito ungueal

Gestão

- O doente é alertado para o problema
- Não se deve repreender, chatear ou ameaçar

- Tratar os factores emocionais básicos que estão na origem do ato

- Incentivar actividades ao ar livre pode ajudar a aliviar a tensão

- Aplicação de verniz nas unhas, luvas leves de algodão como lembrete

19. INTERCEPÇÃO DAS MÁS RELAÇÕES ESQUELÉTICAS

A má oclusão esquelética, se diagnosticada numa idade precoce, pode ser interceptada de modo a reduzir a gravidade da má oclusão que pode ocorrer. As más oclusões de classe II e III são, em grande parte, más relações basais maxilo-mandibulares.

- Interceção da má oclusão de classe II: Ocorre como resultado de um crescimento excessivo da maxila, de uma deficiência no crescimento da mandíbula ou de uma combinação de ambos. O crescimento da maxila pode ser restringido através da utilização de um arco facial com aparelho craniano. A deficiência mandibular é geralmente tratada com aparelhos miofuncionais, por exemplo, FR-II.

- Interceção das más oclusões de classe III: Esta desenvolve-se como resultado de prognatismo mandibular, retrognatismo maxilar ou combinação de ambos. A mentoneira e o aparelho extrabucal são utilizados para restringir o crescimento mandibular e a deficiência maxilar pode ser interceptada por um aparelho ortopédico, como a máscara facial, ou por meio de aparelhos miofuncionais como o FR-III.

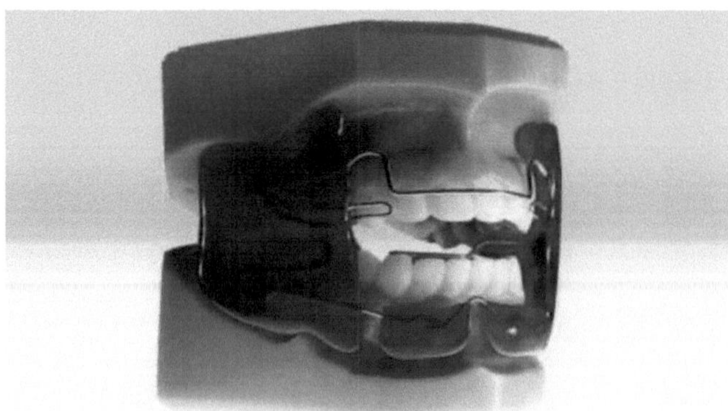

Figura 52 - Aparelho de Frankel

20. REMOÇÃO DE TECIDOS MOLES E BARREIRAS ÓSSEAS

- Dentes decíduos retidos em demasia, obstruções fibrosas ou ósseas, dentes decíduos anquilosados e dentes supranumerários são causas da não erupção de dentes sucessivos.

- Se o dente permanente não conseguir erupcionar devido a obstruções fibrosas ou ósseas, a sua erupção pode ser estimulada através da exposição cirúrgica da coroa.

- O procedimento cirúrgico envolve a excisão dos tecidos moles e a remoção de qualquer osso que recobre a coroa do dente não irrompido. A extensão da remoção do tecido deve ser tal que o maior diâmetro da coroa do dente fique exposto.

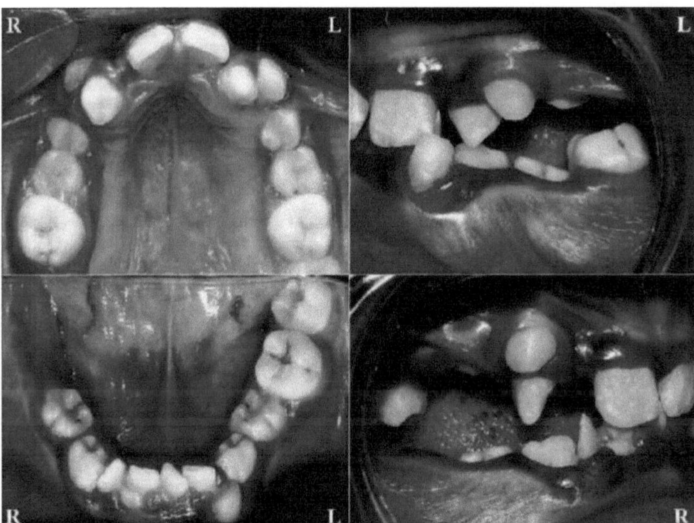

Figura 53-Dente decíduo retido

21. REGENERADOR DE ESPAÇO

Se um molar primário for perdido precocemente e não forem utilizados mantenedores de espaço, é expetável uma redução no comprimento da arcada devido à migração mesial do 1º molar. Nestes casos, o espaço perdido pelo movimento mesial do 1º molar pode ser recuperado através da distalização do mesmo.

- Os procedimentos de recuperação de espaço são preferencialmente efectuados numa idade precoce, antes da erupção do segundo molar[60]

Os tratamentos preventivos e interceptivos actuam como um dissuasor da possibilidade de uma má oclusão e são as melhores alternativas para diminuir o peso dos cuidados ortodônticos, embora a sua teoria possa ser forte, mas é fraca na prática. O tratamento ativo no período da dentição mista é desejável apenas nos casos de Classe III, mordidas cruzadas e casos de Classe II em que a aparência facial é marcadamente afetada.

Os tratamentos agressivos baseados numa intervenção precoce e na "não extração a todo o custo" não são apoiados pela literatura referenciada e podem ser desnecessários, ou mesmo prejudiciais, a longo prazo.

Em 1998, Hoff ding e Kisling relataram que a perda prematura dos dentes decíduos causava perda de espaço. Como resultado da perda de espaço, o dente permanente pode permanecer impactado, ou pode irromper vestibular ou lingualmente.

Considerações gerais e princípios de gestão: AAPD 2021

Algumas das causas mais comuns de perda de espaço numa arcada são

(1) Dentes decíduos com cáries interproximais

(2) Dentes em erupção ectópica

(3) Alteração da sequência de erupção

(4) Anquilose de um molar primário

(5) Impactação dentária

(6) Transposição de dentes

(7) Perda de molares primários sem gestão adequada do espaço

(8) Falta de dentes congénita

(9) Reabsorção anormal das raízes dos molares primários

(10) Erupção prematura e atrasada dos dentes permanentes

(11) Morfologia dentária anormal[61]

Objectivos do tratamento:

O objetivo da intervenção de recuperação de espaço é a recuperação da largura e do perímetro perdidos da arcada e/ou a melhoria da posição eruptiva dos dentes sucessivos.

O espaço recuperado deve ser mantido até que os dentes permanentes adjacentes tenham erupcionado completamente e/ou até que um plano de tratamento ortodôntico abrangente subsequente seja iniciado.

DIAGNÓSTICO

Para qualquer movimento mesial ou distal dos dentes, o diagnóstico é de extrema importância.

As radiografias e os modelos de estudo são utilizados para avaliar o espaço necessário e o alinhamento do dente na arcada.

A inclinação dos dentes requer menos força do que o movimento corporal do dente na arcada.

Por isso, é essencial diagnosticar se os dentes se deslocaram para dentro do espaço ou se inclinaram axialmente.

Outro ponto importante é a posição do dente em erupção distal ao dente a ser movido, ou seja, os segundos molares permanentes, uma vez que estes têm o potencial de serem afectados pela distalização grave do primeiro molar permanente.

São necessárias radiografias das estruturas periapicais[60]

Molas helicoidais

As molas helicoidais ortodônticas de aço inoxidável fornecem forças aplicadas suficientemente elevadas para mover os dentes de um paciente. No entanto, não são capazes de manter uma força aplicada elevada durante um intervalo suficiente de ação da mola. A força aplicada por estas molas diminui muito rapidamente quando os dentes começam a mover-se, pelo que têm de ser substituídas para se obter um realinhamento correto dos dentes.

Outra desvantagem é que o material de aço inoxidável resulta rapidamente na deformação permanente da mola e contém elementos como o níquel, que são conhecidos por causar reacções adversas em alguns doentes.

O conceito de molas helicoidais de NiT i foi sugerido em 1975. Uma mola helicoidal ortodôntica de NiT i é feita de fio de liga que exibe memória de forma, permitindo assim excelentes propriedades superelásticas e de retorno de mola. Além disso, a mola helicoidal pode manter um valor de carga constante ao longo de uma zona de deflexão. As molas helicoidais abertas produzem forças leves e contínuas através de uma longa gama de ativação, embora as forças produzidas estejam ligeiramente abaixo da gama óptima de 75-100 g. As molas helicoidais NiTi produzem uma força constante numa gama de 7 mm de movimento do dente com uma ativação.

Podem ser utilizadas em toda a arcada e requerem poucas activações, possivelmente apenas uma para produzir o movimento dentário desejado. Se a mola helicoidal for utilizada como uma mola helicoidal aberta ou de compressão, é comprimida do seu comprimento inicial de 15mm para 6mm. As molas helicoidais fechadas ou de tensão são distraídas do seu comprimento inicial de 3mm para 6mm. [62]

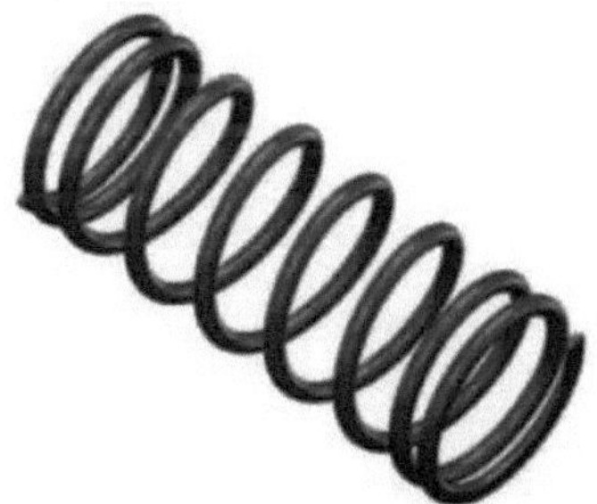

Figura 54 - Mola helicoidal

21.1 PROTECTORES DE ESPAÇO AMOVÍVEIS

G oodale descreveu três tipos de recuperadores de espaço amovíveis.

> **Recuperador de espaço da mola de laço de extremidade livre**
> **Recuperador de espaço de bloco dividido**
> **Recuperador de espaço com mola de laço fixo**

Recuperador de espaço da mola de laço de extremidade livre

Utiliza um arco labial que proporciona estabilidade e retenção, uma mola de ação posterior de fio nº 0,025 e uma base acrílica do aparelho. Em determinados intervalos de tempo, a extremidade livre do laço é activada para conseguir o movimento desejável do dente. É necessário exercer uma força ligeira sobre o dente a movimentar. O aparelho deve ser verificado e ajustado sempre que necessário para manter a força ligeira sobre o molar.

O tipo de arame de mola pode ser alterado para se adaptar a qualquer situação, dependendo da posição do dente e da distância que precisa de ser movida. Um recuperador de espaço de ansa livre para a arcada inferior tem uma ansa de arame mais curta, resultando numa menor distorção quando a criança coloca o aparelho.[63]

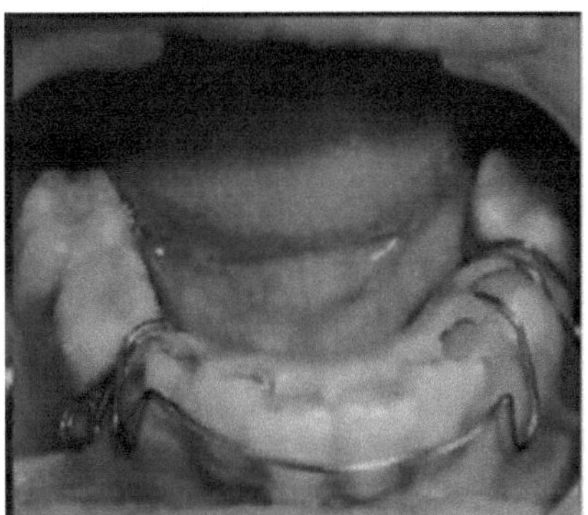

Figura 55 Recuperador de espaço em circuito fechado

Recuperador de espaço de bloco dividido

O recuperador de espaço de bloco dividido ou recuperador de espaço de sela dividida é diferente do recuperador de espaço do tipo mola de extremidade livre. É constituído por um dumbel construído com um fio n.º. 0,025 que se estende bucolingualmente e um bloco de acrílico que é dividido bucolingualmente.

A placa de acrílico é dividida com o disco para formar uma porção activadora, e o aparelho é ativado periodicamente a nível bucolingual para a movimentação dentária. No entanto, o tipo unilateral utilizado para adultos não deve ser utilizado na boca da criança, devido ao risco de perda de deglutição. [63]

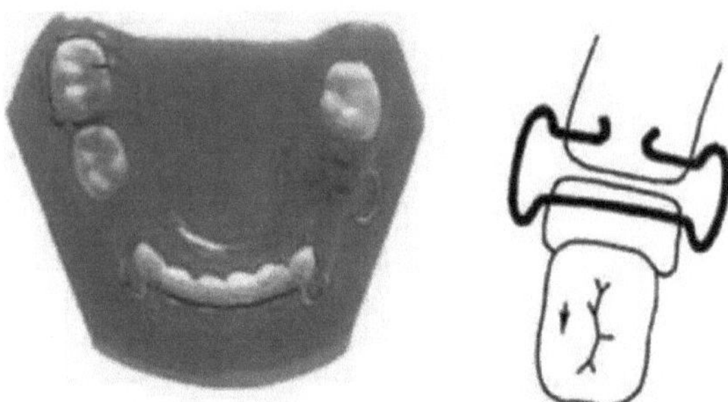

Figura 56 - Recuperador de espaço de blocos divididos.

Recuperador de espaço com mola de laço fixo

Difere dos outros tipos apenas no desenho da mola de ativação. Este aparelho resiste a quebras e proporciona um método satisfatório de deslocação distal do molar. A porção mesial do laço de mola é embutida na resina e passada para fora através do espaço edêntulo. Esta porção do fio deve entrar em contacto com a superfície distal do dente que é mesial ao espaço. Isto evita o movimento distal deste dente. Forma-se então um laço e o fio volta a entrar em contacto com a superfície mesial do primeiro molar permanente. Nesta extremidade, o fio é dobrado à volta de um estábulo embutido na resina. O laço de mola deve poder mover-se de fresco sobre o agrafo. A retenção deste aparelho é obtida através da utilização de grampos de arame. O fio ortodôntico de dimensão 0,025 ou 0,030 é embutido na resina. 0,030 é embebido na resina acrílica, introduzido através da embrasura e depois dobrado para baixo, de modo a entrar em contacto com os dentes abaixo dos pontos de contacto. Após o movimento desejado do molar permanente ter sido atingido, o aparelho pode ser utilizado como um mantenedor de espaço, soldando a parte activadora da mola ao fio-guia na sua posição passiva, ou preenchendo a região edêntula com resina adicional. [63]

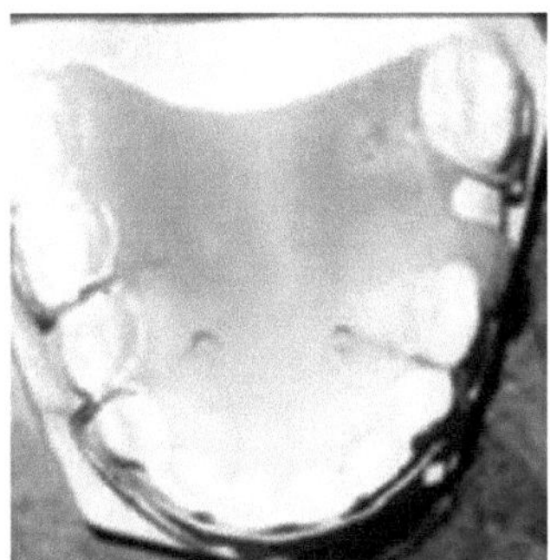

Figura 57 - Recuperador de espaço com mola de laço fixo

Recuperador de espaço de tiro com funda

O recuperador de espaço Sling shot distaliza o molar com um suporte elástico de arame com ganchos em alternativa à mola que transmite uma força contra o dente a ser distalizado. É chamado de aparelho sling shot, pois as forças para distalizar o dente foram produzidas pelo elástico que foi esticado no meio da superfície lingual e vestibular do molar a ser movido. A criança coloca um novo elástico entre os ganchos enquanto o aparelho está fora da boca.

O aparelho é colocado no lugar e os dedos da criança podem guiar o elástico para a posição correta. Se o aparelho for do tipo removível, deve ser feito um controlo periódico para avaliar se o paciente o está a usar ou não, se há alguma distorção ou quebra do aparelho ou irritação dos tecidos moles. Se os dentes estiverem a nascer por baixo do aparelho, a parte do acrílico é cortada para dar lugar à erupção dos dentes.

No caso de aparelhos fixos, verificar se há alguma quebra do aparelho nas juntas soldadas ou no material da banda. Verifica-se também se o aparelho está solto devido à dissolução do cimento, o que pode resultar no alojamento de alimentos e em cáries.

O aparelho é removido de 6 em 6 meses ou de 1 em 1 ano, consoante a situação, e o dente do pilar é verificado quanto a eventuais cáries ou descalcificação. É efectuado um polimento do pilar seguido de uma aplicação de flúor. De seguida, o aparelho é colocado em posição. Também é necessário efetuar um exame radiográfico regular dos dentes permanentes em desenvolvimento. O aparelho pode ser removido ou descartado logo após a erupção dos dentes sucessivos na cavidade oral. [63]

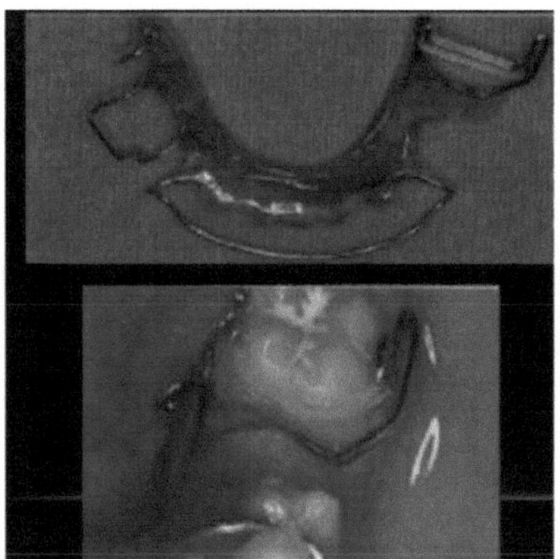

Figura 58- Recuperador de espaço do tiro de funda

21.2 RECUPERADORES DE ESPAÇO FIXOS

Aparelho Jaffe

Um aparelho para certos movimentos dentários menores foi descrito por Jaffe (1963), é útil quando a presença de um dente anquilosado, a perda precoce de um molar decíduo ou uma extração resultam no preenchimento de segmentos adjacentes na área dentária proximal. O movimento é obtido através da utilização de uma leve pressão de mola contra uma secção ou arco deslizante. O aparelho consiste em braços vestibulares e linguais de bandas molares e o arco deslizante para mover o dente ou dentes desejados. [64]

Mantenedor de espaço Gerber

É o tipo de aparelho que pode ser fabricado à beira da cadeira com uma duração relativamente curta da consulta, uma vez que não requer procedimentos laboratoriais fastidiosos. Uma banda é preparada para o dente pilar e ajustada, e a superfície mesial é marcada para a colocação da ansa em "U", que pode ser estabilizada por soldadura ou solda. O conjunto de fio em "U" é colocado no tubo molar e o aparelho pode entrar em contacto com o dente mesial ao espaço edêntulo. O centro expandido e a vista inferior esquerda mostram o descanso oclusal adicionado à secção do fio para reduzir o efeito cantilever. Junto à banda, os batentes soldáveis do tubo são soldados na parte do arame (em baixo à direita) e as secções da mola helicoidal aberta são cortadas para encaixar no arame entre os "batentes" e as extremidades do tubo em "U". [64]

O comprimento da mola helicoidal aberta é medido estabelecendo o conjunto na posição pretendida e a distância entre o contacto mesial ou o ponto de soldadura até à entrada do fio no tubo e adicionando a quantidade de espaço necessário ou recuperado, mais 1 -2 mm adicionais para assegurar a ativação da mola. Carregar as molas, atar fio dental ou ligadura de aço através do ilhó e sobre o fio "U" para manter a força armazenada na mola comprimida. Comprimir as molas de modo a que o conjunto encaixe no espaço edêntulo e cimentar o conjunto no sítio. Após a cimentação, cortar a ligadura e remover para ativar o recuperador.

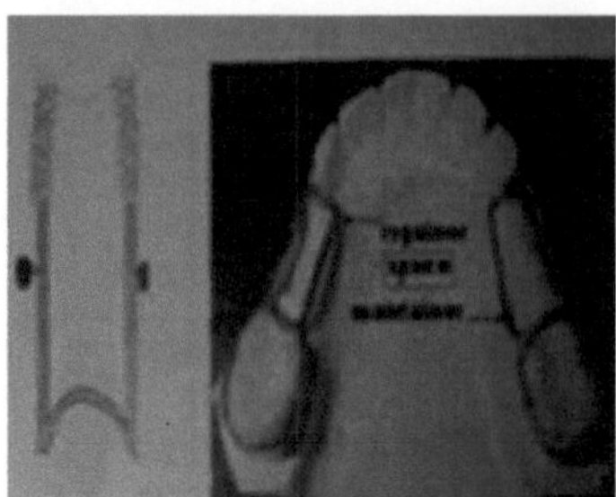

Figura 59- Espaço Gerber

Arco lingual de Hotz

Outro método para mover os molares distalmente utiliza a arcada lingual de Hotz (Hitchcock 1974). A arcada lingual de Hotz é indicada em situações em que o dente permanente se move mesialmente em vez do movimento distal dos dentes mesiais e também nos casos em que há espaço suficiente para a erupção do segundo molar permanente. A arcada lingual fornece uma ancoragem composta de todos os outros dentes que a arcada lingual toca. Um esporão horizontal pode ser soldado perpendicularmente ao fio da arcada que contacta com a superfície distal do pré-molar ou canino.

Este facto agrava ainda mais a fixação. A ansa do lado ativo é ajustada periodicamente, uma vez por mês. Após o ajuste, o fio é forçado para a frente e depois deslizado para baixo no espaço adequado

Uma banda com um tubo vestibular angulado é cimentada no molar mal posicionado, e uma secção reta de fio com uma mola de bobina aberta é introduzida no tubo vestibular e ligada ao bracket. A unidade de ancoragem deve ser modificada para o tratamento na arcada maxilar. Um milímetro por mês é um progresso satisfatório no reposicionamento do primeiro molar. Quando uma relação molar de Classe I ou cúspide a cúspide é alcançada, um aparelho convencional de manutenção de espaço deve ser usado. [65]

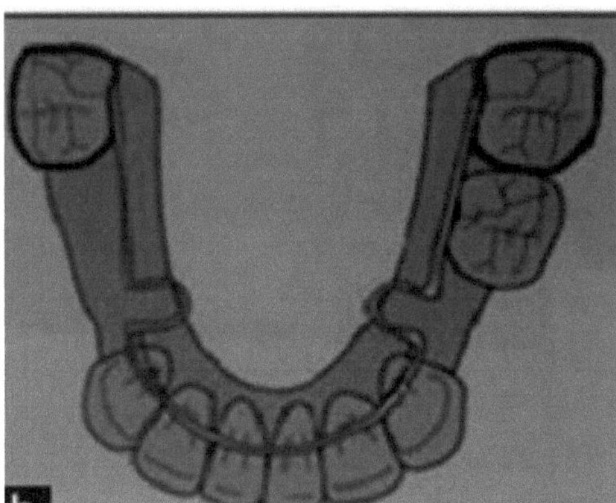

Figura 60-Arco lingual de Hotz

Aparelho de proteção labial

O aparelho de Lip Bumper é utilizado na arcada mandibular para ganhar espaço ou para distalização de molares e o seu equivalente na arcada maxilar é o aparelho de Denholtz. O arco labial é então encaixado em ambos os tubos vestibulares e o botão acrílico é preparado no vestíbulo labial. Este transfere as forças dos lábios diretamente para a face vestibular do primeiro molar para distalizar o molar.

É utilizado no início da dentição primária para uma distalização mínima do molar. Também é útil na verticalização dos molares inclinados mesialmente para recuperar espaço na arcada. [65]

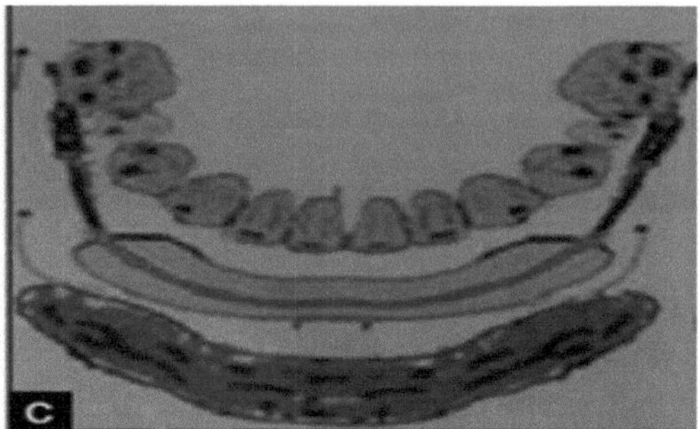

Figura 61 - Para-choques labial

Aparelho King

King (1977) descreveu um aparelho para recuperar espaço nas arcadas maxilar e mandibular. A unidade de ancoragem para a arcada mandibular é basicamente um arco lingual fixo com bandas colocadas no primeiro molar decíduo do lado do tratamento e no primeiro molar permanente do lado oposto. De seguida, é soldado um bracket de ponta à superfície vestibular da banda do primeiro molar e a unidade de ancoragem completa é cimentada no local. [64]

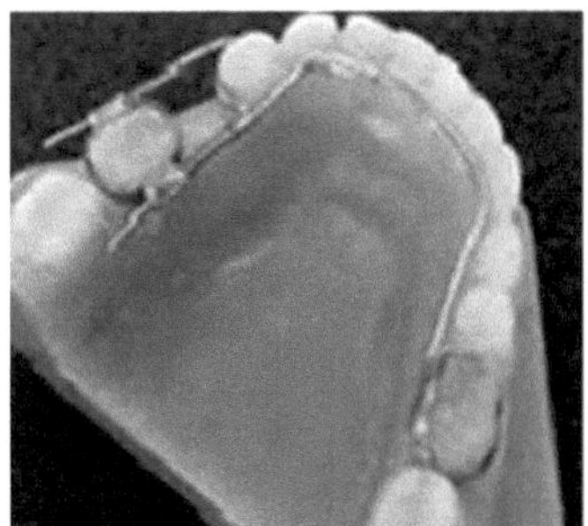

Figura 62 - Aparelho King

Recuperador de espaço anterior

Dois tubos labiais padrão 0,018 × 0,025 são adaptados à boca. Uma malha de aço inoxidável é soldada por pontos e aparada aos tubos. O esmalte das superfícies vestibulares dos incisivos centrais esquerdos e laterais direitos é condicionado com ácido fosfórico a 35%, e cada tubo vestibular é colado individualmente a cada dente pilar.

Quando o compósito está polimerizado, um pedaço de fio redondo padrão de 0,014" é introduzido no tubo do incisivo lateral. O fio é então inserido numa mola helicoidal aberta de 0,036" × 0,009" previamente selecionada e passada através do tubo vestibular do incisivo central.

É efectuada uma dobra distal a 2 mm das extremidades distais do tubo. Após 3 semanas, a mola helicoidal é activada e, depois de o espaço ter sido ligeiramente alargado, é inserido um fio redondo de 0,016" com a mesma mola helicoidal. Três semanas depois, o fio é mudado para um fio de 0,018" e, finalmente, para um fio de 0,018" × 0,025", deixando a mola helicoidal apenas para retenção. Depois disso, é fixado um pôntico acrílico sobre o fio e a mola helicoidal, utilizando o mesmo tipo de compósito já existente na boca do paciente. [65]

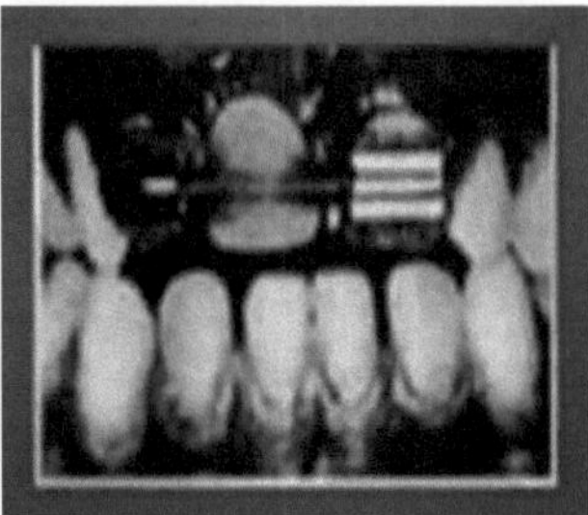

Figura 63- Recuperador de espaço anterior

Recuperador de espaço Cum Mantenedor de espaço

É feita uma banda ou selecionada para um dente pilar, são feitas impressões em alginato de ambas as arcadas mantendo a banda no lugar e são preparados modelos. O componente de arame para o recuperador de espaço é composto por um retractor de canino (fio de calibre 22 ou 23) ou uma ansa em 'U' (fio de calibre 21). A ansa em 'U' ou o retractor de canino devem ser colocados um pouco afastados da banda em ambos os lados do dente (lado vestibular ou lingual), dependendo do espaço disponível e do padrão de erupção do dente, para evitar o aquecimento durante a soldadura do aparelho.

A ativação do aparelho consiste na abertura da ansa em "U" ou da mola helicoidal do retractor do canino. É indicado para o encerramento de espaços após a perda prematura de um dente. Este aparelho é eficaz para recuperar espaço quando existe espaço mesial ao dente em erupção ou erupcionado. A sua limitação é em caso de perda de espaço grave com vários dentes não irrompidos.[60]

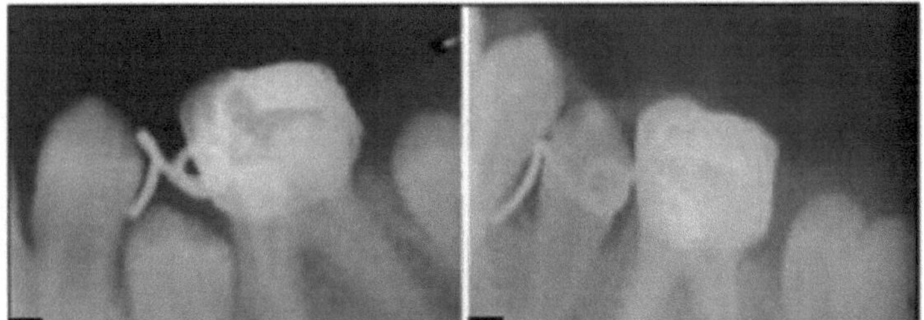

Figura 64- Recuperador de espaço e mantenedor de espaço

21.3 AVANÇOS RECENTES

Recuperador de espaço de mola unilateral

O molar a ser distalizado e o canino ou pré-molar contralateral são ligados com uma banda, e uma bainha lingual (0,036" × 0,072") é soldada à banda. É tirada uma impressão e é preparado um molde de trabalho com pedra dentária. Em seguida, adaptar dois fios de aço inoxidável de 0,036" no modelo seguindo a curvatura do contorno gengival e soldá-los na banda do molar e nas bandas do canino ou pré-molar oposto. Uma mola de Ni-Ti é então fabricada e colocada de forma a que uma extremidade do fio seja inserida na bainha lingual. No modelo, a mola é colocada a um nível 5-6 mm apical ao centro de resistência do molar.

O botão de Nance é fabricado de forma a cobrir o palato, exceto o corpo da mola, com resina acrílica. A mola não coberta ajuda na ativação do aparelho abrindo a mola 3-4 mm extraoralmente e reinserindo a mola palatalmente. Este aparelho desloca o molar para distal, sem qualquer movimento transversal, quando a força é aplicada tanto por vestibular como por palatino. Para contrariar o movimento de rotação dos dentes, tanto no plano sagital como no plano transversal, deve ser ligada uma mola helicoidal aberta de níquel-titânio (0,010" × 0,030"), comprimida 10 mm até ao seu comprimento de repouso, na face vestibular do molar.

A força gengival aplicada ao centro de resistência, que resulta num movimento palatino no sentido dos ponteiros do relógio, é contrariada pela força vestibular aplicada oclusalmente ao centro de resistência, resultando num movimento anti-horário. Isto resulta no movimento corporal dos molares sem qualquer rotação.

As vantagens são que é fácil de construir, económico, produz forças estáveis e equivalentes, permite o movimento do corpo com pouca ou nenhuma inclinação e é eficiente quando o segundo permanente
molar está completamente erupcionado.

As limitações são a dificuldade de ativação e o controlo rigoroso das marcações. [66]

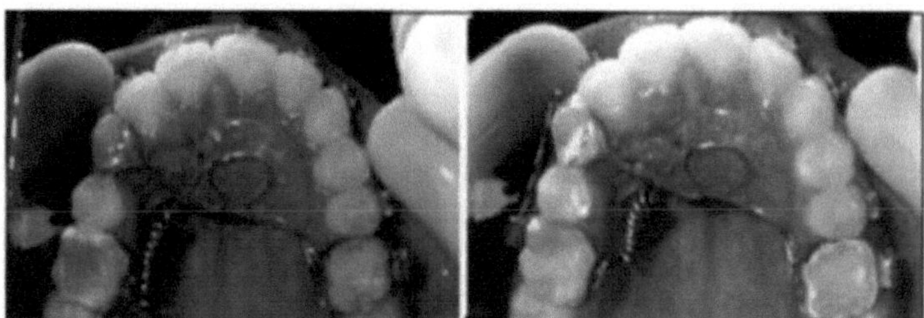

Figura 65- Recuperador de espaço de mola unilateral

O aparelho é utilizado para fechar o espaço dos caninos primários e também do segundo molar primário em falta e o espaço é recuperado movendo os dentes distais para distal. Um mantenedor de espaço na arcada lingual é preparado para evitar o desvio mesial do primeiro molar permanente. Os tubos molares (1,1 mm de diâmetro, 10 mm de comprimento) são soldados às bandas molares vestibular e lingualmente. É construído um fio de aço inoxidável curvo (0,9 mm de largura), angulado medialmente para a frente e, posteriormente, as suas extremidades livres passam através dos tubos molares e contêm molas helicoidais abertas de NiTi distalmente ao primeiro molar permanente. O fio angulado medialmente facilita a distalização do pré-molar sem qualquer movimento transversal.

A besta da arcada lingual é cimentada e o fio curvo é encaixado na margem mesio-cervical do primeiro pré-molar, arrastando-o para a frente. Esta tração para a frente resulta na compressão da mola helicoidal aberta para metade do seu comprimento original. Estas molas comprimidas exercem uma força entre o tubo molar e a extremidade livre posterior do fio, o que pode empurrar as etiquetas do fio posteriormente, levando à distalização do pré-molar em simultâneo. À medida que o espaço necessário é recuperado, uma mola é desactivada através da adição de acrílico autoadesivo. Isto evita um maior ganho de espaço e funciona como um mantenedor de espaço até à erupção dos dentes permanentes na sua posição oclusal normal. [66]

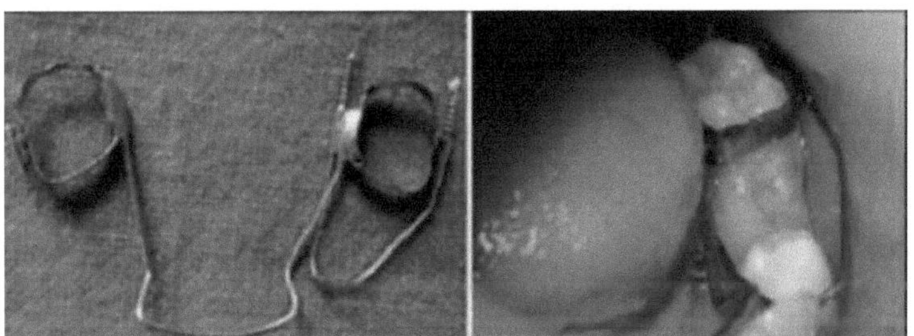

Figura 66- Arco lingual em besta e recuperador de espaço com banda dupla

Aparelho de pêndulo

O aparelho pendular pode ser utilizado para a distalização unilateral ou bilateral dos primeiros molares superiores, quando existe um desvio mesial dos primeiros molares superiores devido à perda precoce dos molares decíduos, podendo também ser utilizado no tratamento sem extração de apinhamentos ligeiros a moderados. O aparelho pendular contém uma placa de acrílico que é mantida no lugar por grampos nos primeiros pré-molares ou o acrílico é integrado a uma armação de metal que é soldada a bandas nos primeiros pré-molares. Os braços ou molas de distalização são construídos a partir de fio redondo de aço inoxidável de 0,6 mm que consiste numa hélice fechada e num laço em U. O objetivo da hélice fechada é permitir a ativação dos braços de distalização. As alças em U são incorporadas mesialmente aos molares para permitir o ajuste da inclinação axial durante a distalização. Este fio é soldado às bandas molares.

A vantagem deste aparelho é o facto de ser menos dependente da colaboração do paciente. É fácil de fabricar e permite a correção de pequenas posições transversais e verticais dos molares através do ajuste das molas. O aparelho é bem aceite pelos pacientes.[66]

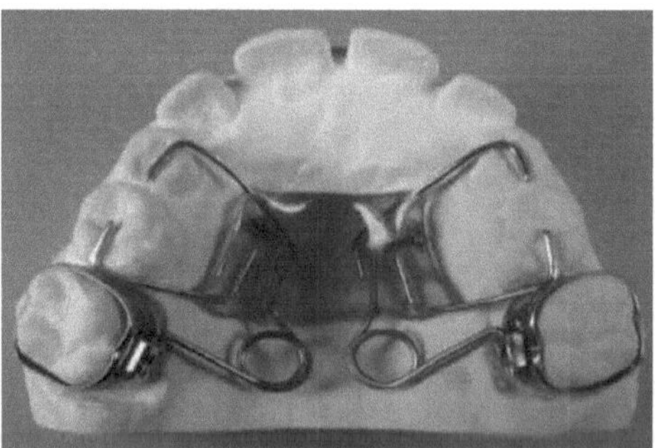

Figura 67- Aparelho de pêndulo

A gestão dos problemas de espaço na dentição mista desempenha um papel importante na prática dentária pediátrica. Uma compreensão do desenvolvimento nas dentições decídua e mista pode ajudar a decidir quando e como intercetar a má oclusão devido à perda prematura dos dentes decíduos.

O descolamento proximal e a extração em série são técnicas irreversíveis e invasivas para tratar uma má oclusão, enquanto a recuperação de espaço com aparelhos removíveis e fixos recuperadores de espaço são técnicas não invasivas e ajudam na interceção da má oclusão.

22. CONCLUSÃO

- Como diz a palavra, é sempre melhor prevenir do que remediar, prevenir a má oclusão ortodôntica numa idade muito precoce pode fazer muito bem às crianças do que procedimentos numa idade mais avançada.
- Os tratamentos preventivos e interceptivos actuam como um dissuasor da possibilidade de uma má oclusão e são as melhores alternativas para diminuir o peso dos cuidados ortodônticos, embora a sua teoria possa ser forte, mas é fraca na prática.
- Há muitas actualizações no domínio da medicina dentária, tendências emergentes, mas a prevenção e o diagnóstico correto continuam a ser importantes
- O tratamento ativo no período da dentição mista só é desejável em casos de Classe III, mordidas cruzadas e casos de Classe II em que a aparência facial é marcadamente afetada.
- Os tratamentos agressivos baseados numa intervenção precoce e na "não extração a todo o custo" não são apoiados pela literatura referida e podem ser desnecessários, ou mesmo prejudiciais, a longo prazo.
- O reconhecimento imediato e a eliminação do desalinhamento e da má posição são facilitados pela ortodontia interceptiva, uma vez que reduzem ou eliminam a gravidade do desenvolvimento da má oclusão.
- É necessária uma maior sensibilização dos pais e das crianças para o tratamento e a prevenção da má oclusão numa fase precoce.
- "A ortodontia preventiva e interceptiva pode poupar o sorriso das crianças, tempo e dinheiro consideráveis.

- A calendarização correta do tratamento pode reduzir o sofrimento do doente e o tempo de tratamento, facilitando a gestão de problemas futuros.

23. REFERÊNCIA

1. Ackerman JL, Proffit WR. Ortodontia preventiva e interceptiva: uma teoria forte mostra-se fraca na prática. The Angle Orthodontist. 1980 Apr;50(2):75-86.

2. Varrela J, Alanen P. Prevenção e tratamento precoce em ortodontia: Uma perspetiva. J Dent Res 2005;74(8):1436-8

3. Bailey LJ, Proffit WR, White R Jr. (1999) Avaliação de pacientes para cirurgia ortognática. Semin Orthod. 5(4): 209-222.

4. Stahl F, Grabowski R. Achados ortodônticos na dentição decídua e mista precoce - inferências para uma estratégia preventiva. J Orofac Orthop 2003;64(6):401-1 6.

5. Burden DJ, Mullally BH, Robinson SN. (1999) Caninos ectópicos palatinos: erupção fechada versus erupção aberta. Am J Orthod Dentofacial Orthop. 115(6): 640-644.

6. Van Dyck C, Dekeyser A, Vantricht E, Manders . O efeito do tratamento miofuncional orofacial em crianças com mordida aberta anterior e disfunção da língua: um estudo piloto. Eur J Orthod 2015;1 de julho (epub).

7. DiBiase DD. (1968-1969) Supernumerários da linha média e erupção dos incisivos centrais superiores. Trans BSSO: 83-88.

8. Ericson S, Kurol J. (1987) Exame radiográfico de caninos superiores em erupção ectópica. Am J Orthod Dentofacial Orthop. 91(6): 483-492.

9. Dachi SF, Howell FV. (1961) Um estudo de 3.874 radiografias de rotina de um mês inteiro. II. Um estudo de dentes impactados. Oral Surg Oral Med Oral Pathol. 14: 1165-1169.

10. Timms, Laura & Deery, Chris & Chadwick, Barbara & Drage, Nicholas. (2020).

Radiografia Bitewing para diagnóstico de cárie em crianças: Quando e porquê? Dental Update. 47. 334-341. 10.12968/denu.2020.47.4.334.

11. Ericson S, Kurol J. (1988a) Early treatment of palatally erupting maxillary canines by extraction of the primary canines. Eur J Orthod. 10: 283-295.
12. Ericson S, Kurol J. (1988b) Reabsorção dos incisivos laterais superiores causada pela erupção ectópica dos caninos. Uma análise clínica e radiográfica dos factores predisponentes. Am J Orthod Dentofacial Orthop. 94(6): 503-513.
13. Frankel R. (1966) O conceito teórico subjacente ao tratamento com corretores de função. Rep Congr Eur Orthod Soc. 42, 233-254.
14. Hunt NP. (1977) Tração direta aplicada a dentes não irrompidos utilizando a técnica do ácido-etch. Br J Orthod. 4(4): 211-212.
15. Mason C, Azam N, Holt RD, Rule DC. (2000) Um estudo retrospetivo de incisivos superiores não irrompidos associados a dentes supranumerários. Br J Oral Maxillofac Surg. 38(1): 62-65.
16. McDonald F, Yap WL. (1986) A exposição cirúrgica e a aplicação da tração direta de dentes não irrompidos. Am J Orthod. 89(4): 331-340.
17. Mitchell L. (2000) An Introduction to Orthodontics, 2nd edn. Oxford University Press, Oxford. Ngan P, Alkire RG, Fields H Jr. (2000) Management of space problems in the primary and mixed dentitions. J Am Dent Assoc. 131(1): 16, 18.
18. O'Brien K, Macfarlane T, Wright J, et al. (2009) Tratamento precoce da má oclusão de Classe II Divisão 1 com o aparelho Twin-block: um estudo multicêntrico, aleatório e controlado. Am J Orthod Dentofacial Orthop. 135(5): 580-585.
19. Mistry P, Moles DR, O'Neill J, Noar J. (2010) Os efeitos oclusais dos hábitos de sucção de dígitos entre crianças em idade escolar em Northamptonshire (Reino

Unido). J Orthod. 37: 87-92

20. Patel A. (2008) Sucção dos dígitos em crianças residentes em Kettering (Reino Unido). J Orthod. 35: 255-261.

21. Peck S, Peck L, Kataja M. (1994) O canino deslocado palatalmente como uma anomalia dentária de origem genética. Angle Orthod. 64(4): 249-256.

22. Belanger GK. A fundamentação e as indicações para o equilíbrio na dentição primária. Quintessência Internacional. 1992 Mar 1;23(3).

23. Popovich F. (1966) A prevalência do hábito de sucção e a sua relação com as malformações orais. Applied Ther. 8: 689-691.

24. Power SM, Short MB. (1993) Uma investigação sobre a resposta de caninos deslocados palatalmente à remoção de caninos decíduos e uma avaliação dos factores que contribuem para uma erupção favorável. Br J Orthod. 20(3): 215-223.

25. Richardson A, McKay C. (1982) Atraso na erupção dos dentes caninos superiores. Parte I. Etiologia e diagnóstico. Proc Br Paedod Soc. 12: 15-25.

26. Sandler PJ, Meghji S, Murray AM, et al. (1989) Magnets and orthodontics. Br J Orthod. 16(4): 243-249.

27. Tulloch JF, Phillips C, Proffit WR. (1998) Benefício do tratamento precoce da Classe II: relatório de progresso de um ensaio clínico aleatório de duas fases. Am J Orthod Dentofacial Orthop. 113(1): 62-72.

28. D'Onofrio L. A disfunção oral como causa de má oclusão. Orthodontics & craniofacial research. 2019 May;22:43-8.

29. Vig PS, Vig KW. (1986) Aparelhos híbridos: uma abordagem de componentes para a ortopedia dentofacial. Am J Orthod Dentofacial Orthop. 90(4): 273-285.

30. Warren J, Slayton R, Yonezu T, Bishara S, Levy S, Kanellis M. (2005). Efeitos

dos hábitos de sucção não nutritivos nas caraterísticas oclusais na dentição mista. Pediatr Dent. 27: 445-450.

31. Witsenberg B, Boering G. (1981) Erupção de incisivos permanentes impactados após a remoção de dentes supranumerários. Int J Oral Surg. 10: 423-431.

32. Zablocki HL, McNamara JA Jr, Franchi L, Baccetti T. (2008) Efeito do arco transpalatino durante o tratamento de extração. Am J Orthod Dentofacial Orthop. 133(6): 852-860

33. Hermont AP, Martins CC, Zina LG, Auad SM, Paiva SM, Pordeus IA. Práticas de aleitamento materno, mamadeira e má oclusão na dentição decídua: uma revisão sistemática de estudos de coorte. Int J Environ Res Public Health. 2015;12(3):3133-3151. Publicado em 2015 Mar 16. doi:10.3390/ijerph120303133

34. Nelson SJ. Anatomia, fisiologia e oclusão dentária de Wheeler-e-book. Elsevier Ciências da Saúde; 2014 Set 30.

35. Marshall SD, Southard KA, Southard TE. Tratamento transversal precoce. Em Seminários em Ortodontia 2005 Set 1 (Vol. 11, No. 3, pp. 130-139). WB Saunders.

36. McNamara Jr JA, Franchi L, McClatchey LM. Expansão ortodôntica e ortopédica da dimensão transversal: Uma perspetiva de quatro décadas. InSeminars in Orthodontics 2019 Mar 1 (Vol. 25, No. 1, pp. 3-15). WB Saunders.

37. Bowman SJ. Tratamento em um estágio versus tratamento em dois estágios: são realmente necessários dois? Revista americana de ortodontia e ortopedia dentofacial. 1998 Jan 1;113(1):111-6.

38. Yeluri R, Munshi AK. Mantenedor de espaço de laço composto reforçado com fibra: Uma alternativa à banda e laço convencionais. Contemp Clin Dent, 2012; 3(Suppl 1): S26-S28.

39. Srivastava N, Grover J, Panthri P. Manutenção do espaço com um inovador aparelho de manutenção do espaço "Tube and Loop" (Nikhil Appliance). Int J Clin Pediatr Dent, 2016; 9(1): 86-89.
40. Singh PH. Simplifique a manutenção do seu espaço com o novo aparelho H: Um relato de caso. Int J Med Dent Case Rep, 2019; 6: 1-3. doi:10.15713/ins.ijmdcr.119.
41. Sidney B. Finn. Clinical pedodontics-4th edition.
42. Durward CS. Manutenção do espaço na dentição primária e mista. Anais do Royal Australasian College of Dental Surgeons, 2000; 15: 203-205.
43. Dhanotra KG, Bhatia R. Digitainers-Digital Space Maintainers: Uma revisão. Int J Clin Pediatr Dent. 2021;14(Suppl 1):S69-S75. doi:10.5005/jp-journals-10005-2040
44. Kupietzky A. Técnica clínica: terapia com aparelhos removíveis para manutenção de espaço após perda precoce de molares decíduos. Eur Arch Paediatr Dent.2007;8(1): 30-34
45. Brennan MM, Gianelly AA. (2000) O uso do arco lingual na dentição mista para resolver o apinhamento dos incisivos. Am J Orthod Dentofacial Orthop. 117(1): 81-85.
46. Northway WM, Wainright RL, Demirjian A. Efeitos da perda prematura de molares decíduos. Angle Orthod. 1984;54(4):295-329.
47. Bhat PK, K. NH, Idris M, Christopher P, Rai N. Aparelho de sapato distal modificado para perda prematura de múltiplos molares decíduos: Um relato de caso. Jornal de Investigação Clínica e de Diagnóstico: JCDR. 2014;8(8):ZD43-ZD45.

48. Laing E, Ashley P, Naini FB, Gill DS. Manutenção do espaço. Jornal Internacional de Pediatria Dentária.2009; 19:155-162

49. Khanna P, Sunda S, Mittal S. "Keep My Space"- Um artigo de revisão. Revista Internacional de Odontologia em Saúde Oral. 2015;1(1):11-5.

50. Marwah Nikhil; Preventive and Interceptive Orthodontics; Textbook Of PediatricDentistry;4th Edition, Jaypee Medical Publisher,2019, Pg:382-384.

51. Boley JC. Extração em série revisitada: 30 anos em retrospetiva. Revista Americana de Ortodontia e Ortopedia Dentofacial. 2002 Jun 1;121(6):575-7

52. Vellini F. Hábitos orais em ortodontia. In: Hecht M, editor. Ortodontia, diagnóstico e planeamento clínico. 1.ed. São Paulo-Brasil: Artes Médicas Ltda; 2002. p. 25379

53. Paolantonio EG, Ludovici N, Saccomanno S, La Torre G, Grippaudo C. Associação entre hábitos orais, respiração bucal e má oclusão em pré-escolares italianos. Eur J Paediatr Dent. 2019;20(3):204-8

54. Marwah Nikhil; Extracções em série; Livro de texto de odontopediatria; 4ª edição, JaypeeMedical Publisher, 2019, pág.: 448-454

55. Graber T. Ortodontia: Teoria e Prática. 7a ed. México DF: Editorial Interamericana; 1974

56. Katz CRT, Rosenblatt A, Gondim PPC. Hábitos de sucção não-nutritiva em crianças brasileiras: efeitos na dentição decídua e relação com a morfologia facial. Am J Orthod Dentofac Orthop. 2004;126(1):53-7

57. Thomaz EBAF, Cangussu MCT, Assis AMO. Má oclusão e hábitos bucais deletérios entre adolescentes de uma área em desenvolvimento no nordeste do Brasil. Braz Oral Res. 2013;27(1):62-9

58. Paglia L. Ortodontia interceptiva: a sensibilização e a prevenção são a primeira

cura. Eur J Paediatr Dent. 2023 Feb;24(1):5.

59. Ortodontia - diagnóstico e tratamento da má oclusão - O.M. P.KHARBANDA

60. Alam, Mohammad. (2011). Ortodontia de A a Z. Volume 9: Ortodontia Preventiva e Interceptiva.

61. Bishara Textbook of Orthodontics. 2ª Edição, Elsevier, 410-412.

62. Gawrishankar. Textbook of Orthodontics. 1ª Edição, Jaypee Brothers, 470- 500

63. Farzin-Nia F, Sachdeva RC, inventores; Ormco Corporation, cessionário. Molas helicoidais ortodônticas e métodos. Patente dos Estados Unidos US. 1995; 5:429-501.

64. Civjan S, Huget EF, DeSimon LB. Potenciais aplicações de certas ligas de níquel-titânio. J Dent Res. 1975; 54:89-96.

65. Miura F. Inventor; Gac International, Inc., cessionário. Mola helicoidal ortodôntica. Patente dos Estados Unidos US, 1991; 5:046-948.

66. Singh PH, Naorem H, Devi TC, Debbarma N. Conceitos modernos de mantenedores de espaço e recuperadores de espaço: Um artigo de revisão. Jornal Europeu de Investigação Farmacêutica e Médica. 2020;7(3):176-79.

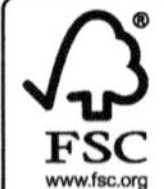

MIX
Papier aus verantwortungsvollen Quellen
Paper from responsible sources
FSC® C105338

Printed by Books on Demand GmbH, Norderstedt / Germany